中老年慢性病防治·康复丛书（第三集）

主编 徐守宇 林坚 孙里杨
主审 黑泽尚

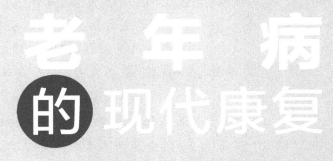

老 年 病
的 现代康复

LAONIANBING
DE XIANDAIKANGFU

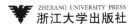
ZHEJIANG UNIVERSITY PRESS
浙江大学出版社

本书的出版承蒙下列基金的资助

浙江省科技惠民计划项目
(浙科发计〔2014〕145号,项目编号:2014H01008)
浙江省自然科学基金项目
(编号:LY12H17003)
浙江省中医药(中西医结合)重点学科建设计划
(编号:2012-XK-A17)
国家中医药管理局重点学科建设经费资助项目
(国中医药人教发〔2012〕32号)

内容提要

　　随着我国老年化社会的急速到来，老年性疾病的防治和康复成为医疗卫生保健机构的重要任务。老年康复医学是指为了恢复有残疾的老年人的各项功能能力或增强、维持他们的残存功能而采取的评定、诊断和康复治疗措施。

　　本书重点介绍老年康复的概念、老年康复评定与运动处方、失能老人的康复治疗、老年人跌倒、肥胖、慢性疼痛、认知障碍等，以及老年人常见致残疾病的康复方法。为了便于读者学习和掌握，上述这些内容通过图文并茂的形式来呈现，力求通俗易懂，以期对广大中老年患者有实用性的帮助。社区医师也可将该书作为健康教育的参考用书。

　　本书的编写得到浙江省医学会、浙江省康复医学会、浙江省医师协会康复医师分会的大力支持。

本册编委会成员（排名不分先后）

主编

徐守宇　浙江中医药大学

林　坚　浙江医院

孙里杨　兰溪市中医院

副主编

刘晓林　浙江医院

姜黎平　兰溪市中医院

诸葛文嵩　兰溪市中医院

孙　凡　浙江中医药大学附属第三医院

李　霞　浙江中医药大学

编委

黄雄昂　浙江医院

章　睿　浙江医院

俞李羚　浙江医院

李　琳　浙江医院

王丹丹　浙江医院

刘　阳　浙江医院

全　俊　浙江医院

陈　羚　浙江医院

邵雨祺　浙江医院

陈雨翔　浙江医院

谢君杰　浙江中医药大学附属第三医院

杜宇鹏　浙江中医药大学附属第三医院

曾　超　浙江中医药大学附属第三医院

向伟华　浙江中医药大学附属第三医院

梁　康　浙江中医药大学附属第三医院

徐慧连　浙江中医药大学附属第三医院

刘文兵　浙江中医药大学附属第三医院

李晓东　浙江中医药大学附属第三医院
刘雪云　浙江中医药大学附属第三医院
郁正红　浙江中医药大学附属第三医院
章连新　兰溪市中医院
戴朝富　兰溪市中医院
李旭明　丽水市中心医院
顾旭东　嘉兴市第二医院
林建强　浙江明州康复医院
李建华　浙江大学医学院附属邵逸夫医院
吴　涛　浙江大学医学院附属邵逸夫医院
李海峰　浙江大学医学院附属儿童医院
黄建平　温州市中医
朱文忠　温州市中医院
吕雪霞　丽水市人民医院
赵健乐　武警浙江省总队杭州医院
高鸿兴　武警浙江省总队杭州医院
洪丽蓉　武警浙江省总队杭州医院
张晋红　浙江省新华医院
周先富　衢州市人民医院
周海港　嵊泗县人民医院
卢爱兰　金华市中心医院
陈轶腾　德清县中医院
李　勇　瑞安市红十字医院
饶高峰　温岭市第一人民医院
胡建勇　衢州康复医院
叶天申　温州医科大学附属第一医院
谢文霞　温州医科大学附属第一医院
丁　红　慈溪市人民医院
许晓跃　慈溪市人民医院
马　俊　三门弘景康复医院
王　鹏　长兴县人民医院
韩丽斌　长兴县人民医院
张海峰　浙江省中医院
张　超　浙江省中医院
傅建明　嘉兴市第二医院

戎　军　杭州市红十字会医院
郭　旭　宁波市第二医院
周　游　浙江大学医学院附属第二医院
徐　昕　浙江大学医学院附属第二医院
金忠棋　浙江大学医学院附属第二医院
陈　翔　温州医科大学附属第二医院
蒋松鹤　温州医科大学附属第二医院
陈　眉　浙江省中医院
马利中　台州医院
李正祥　台州市中西医结合医院
陈世宏　台州市中心医院
罗开涛　嘉兴市中医院
褚高峰　诸暨市中心医院
潘华舫　万科随园护理院
周访华　浙江省残疾人康复指导
吴立红　南京军区杭州疗养院
李丽萍　杭州市中医院

自 序

　　随着我国老年化社会的急速到来,老年性疾病的防治和康复成为医疗卫生保健机构的重要任务。老年康复是针对老年人群的康复干预过程,其目的是预防和改善老年人因急性疾病或慢性衰弱所造成的各种功能障碍,提高老年人日常活动能力和生存质量,减轻老年人因各种功能障碍所带来的家庭和社会负担。因此,每一位老人都是康复服务的对象。

　　对患有各种急性疾病后的老年人而言,将面临二个方面的康复问题:一方面来自于疾病本身造成的各种功能障碍,如脑卒中病人的偏瘫,骨折病人的关节功能障碍等,对老年人来说,他的治疗方案虽然与中青年患者相似,但在康复训练具体实施过程中,要在训练方式、训练强度、训练时间等方面考虑到老年患者其他脏器功能的状况,要根据因疾病所造成的生理机能下降的情况而调整。另一方面患者肌体的自然衰退过程本身会因疾病而加剧,所造成的功能障碍也会与疾病一起影响老年人的生活,特别是当疾病本身已治愈,但遗留的功能障碍仍然会大大影响其生存质量,因此在康复治疗过程中要制定符合老年人特点的康复策略。

　　在老年康复中另一个十分重要的任务是对抗衰老本身带来的各种功能障碍,比如心肺能力的下降、肌肉的萎缩、柔韧性的下降,而这些功能的下降可能并不是疾病带来的,但如果达到一定程度,也会显著影响老人的日常活动能力,造成一定的失能状况,老年康复的主要工作将集中在这些方面,特别是预防老年人跌倒的工作,因为近 70% 的老年人死亡事件始于一次跌倒,如何根据老人的衰弱特点,采用适合老年人心肺功能和肌力状况的训练方法,通过认知水平、肌肉力量、平衡能力等训练,以及环境改造等多种方法来改善老年人的活动能力,从而维护老年人的健康,这是老年康复的一项重要工作。

　　另外,老年康复工作中一项重点工作是老年人慢性疾病的预防和治疗。目前大量的研究证明运动训练能有效地对老年人高血压、糖尿病的发生发展进行干预,大大提高老年人的生存质量,对老年人慢病防治来说,运动是一剂良药,但目前老年人群中,运动观念仍不足,科学运动的知识更是欠缺,同药物一样,运动不足则效果不佳,运动过量也会对身体产生伤害。因此,对老年人根据其体能状况适用恰当的运动时间、运动频率、运动方式,构成合适的运动处方,才能取得防病治病的效果。

因此,老年康复是一项十分有意义也十分复杂的工作,它的目标是每个老年人都能掌握一定的老年康复知识,接受到科学的康复服务,成为一名"健康老人"。

本书重点介绍老年康复的概念、老年康复评定与运动处方、失能老人的康复治疗、老年人跌倒、肥胖、慢性疼痛、认知障碍等问题以及老年人常见致残疾病的康复方法。为了便于读者学习和掌握,内容编写以图文并茂的形式,力求通俗易懂,以期对广大中、老年患者有实用性的帮助。康复医师、全科医师、社区医师等也可将该书作为健康教育的参考书。

本书的编写得到浙江省医学会、浙江省康复医学会、浙江省医学会物理医学与康复分会、浙江省医师协会康复医师分会的大力支持。

最后,感谢浙江大学出版社的梁兵老师团队在组织出版工作上的大力支持,同时感谢我在日本留学、工作期间的老师——日本国立康复中心病院长、现任亚太地区康复医学会理事长赤居正美教授的指点。

浙江省医学会物理医学与康复分会副会长
浙江省医师协会康复医师分会副会长
浙江省康复医学会中西医结合康复专业委员会副主任委员
浙江省康复医学会老年康复专业委员会副主任委员
浙江省康复医学会康复教育专业委员会副主任委员
日本顺天堂大学医学部医学博士

徐守宇
于 2017 年秋

目　　录

第一章 总 论

第一节 老龄化社会与老年病

随着社会的发展和进步,我国人口的平均寿命逐年提高。据 2015 年 5 月世界卫生组织(WHO)发布的 2015 年版《世界卫生统计》报告,全世界人口的寿命都较以往有所增加。中国在此次报告中的人口平均寿命为:男性 74 岁,女性 77 岁。

国际上通常把 60 岁以上的人口占总人口比例达到 10％,或 65 岁以上人口占总人口的比例达到 7％作为国家和地区进入老龄化的标准。以此为标准,我国自 2000 年已进入老龄化社会,以 65 岁及以上占总人口比例的数据为参考,此指标从 2002 年的 7.3％上涨至 2012 年的 9.4％。2012 年我国 65 岁以上的老年人口已达到 1.27 亿人,且每年仍以 800 万人的速度增加。国家统计局发布 2014 年国民经济和社会发展统计公报数据显示,2014 年年末我国 60 周岁及以上人口数为 21242 万人,占总人口比重为 15.5％;65 周岁及以上人口数为 13755 万人,占比 10.1％,首次突破 10％。有关专家预计,到 2050 年,我国老龄人口将达到总人口数的 1/3。

老年人往往同时患有多种慢性疾病,因此有许多老年人存在功能障碍。不仅功能障碍在高龄者中比率高,而且重复障碍的比率也高。另一方面,卧床不起的老人和认知障碍老人在急速增加。

根据西方国家的统计,痴呆症发病率在 60 岁以上的老年人中约为 5％～8％,70 岁以上为 5％～14％,并存在随年龄的增加发病率相应增加的趋势,老人年龄每增加 5 岁,痴呆的发病率就增加近 1 倍,80 岁以上的老人中,约 20％有中到重度痴呆。国内目前尚缺乏痴呆的大型流行病学调查资料,据北京、上海等地的报道,痴呆发病率与国外基本一致。国内资料表明,我国 65 岁以上老人,约 5％患有痴呆,与国外大致相同。如此推算,我国至少有

1

500 万左右人口患老年期痴呆。

卧床不起的三大原因是：神经系统疾患、运动系统疾患及失用性综合症。神经系统疾患首位是脑血管疾病，其次是阿尔茨海默病、帕金森病等。运动系统疾患首先是髋部股骨颈骨折，其次是脊柱压缩性骨折、关节疾病等。失用性综合征主要起因于慢性心肺疾病导致的卧床，还有一部分是术后长期卧床。后期高龄者的卧床不起往往找不到明确原因，这类失用性综合征的病态阐明已成为老年医学和康复医学研究的重要课题。

第二节　老年人功能状态的影响因素

一、生活方式

老年人的功能状态除了受老化的直接影响外，还与生活方式（life style）相关。健康活泼的六七十岁老人甚至比非活泼性的二三十岁的一般年轻人运动的速度更快。有研究表明，经过运动训练可以使其血压下降，心搏量增加，肌肉得到强化。

身体的状况是否良好的表示指标——体力（fitness），也会出现同样情况。因为增龄而出现的体力低下和实际能力之间的差异称作为体力格差（fitness gap）。伴随增龄，老年人之间的体力格差呈现扩大趋势，越是高龄者由于非活动性的累积导致体力格差扩大，因此运动训练的改善效果也更加明显。对于那些困在家中不愿活动的老人来说进行一些业余的活动、家务或者某项特定的事务，对维持体力能够起到一定的效果。

二、疾病与废用综合征

高龄者由于生理机能的减少或极度衰退，在并发感冒等疾病而卧床不起时功能状态和体力的低下就会更加明显，许多老人在疾病治愈后也难以复原。

在遇到住院之类的环境变化时，由于长期、过度的安静卧床，会助长废用综合征的出现，这些必须引起高度注意。另外，服用多种药物的老年患者更应该注意医源性疾病和药物的副作用。直接作用于神经系统的药物往往有跌倒、懒动、精神错乱、精神淡漠等副作用，而加剧导致功能状态的低下。

三、心理、社会等因素

家族成员的构成、经济状态、心理因素、社会因素等也与老年人的功能状态相关。本人或他人对老年人的态度也是问题。一般来说,老年人与他人的交流减少,有闭门不外出,对外界失去兴趣的倾向。然而,参加社会活动对于维持老年人或障碍者的身心功能,改善生活质量(quality of life)是十分重要的。近年来,国外针对老年人,策划了各种与中年人同样规格的社会活动,使其尽可能参加各种工作,继续对社会做出贡献,从而使老年人也维持较高的活动度水准及生活满足度。

第三节 老年康复的含义

老年康复是针对老年人群的康复干预过程,其目的是预防和改善老年人因急性疾病或慢性衰弱所造成的各种功能障碍,提高老年人日常活动能力和生存质量,减轻老年人因各种功能障碍所带来的家庭和社会负担。因此,每一位老人都是康复服务的对象。

对患有各种急性疾病后的老年人而言,将面临两个方面的康复问题:一方面来自于疾病本身所造成的各种功能障碍,如脑卒中病人的偏瘫,骨折病人的关节功能障碍等,对老年人来说,他的治疗方案虽然与中青年患者相似,但在康复训练具体实施过程中,要在训练方式、训练强度、训练时间等方面考虑老年患者其他脏器功能的状况,要根据因疾病所造成的生理机能下降的情况而调整。另一方面患者的自然衰退过程本身会因疾病而加剧,所造成的功能障碍也会与疾病一起影响老年人的生活,特别是当疾病本身已治愈,但遗留的功能障碍仍然会大大影响生存质量,因此在康复治疗过程中要制定符合老人特点的康复策略。

在老年康复中另一个十分重要的任务是对抗衰老本身所带来的各种功能障碍,如心肺功能下降、肌肉萎缩、柔韧性下降等。这些功能的下降可能并不是疾病带来的,但如果达到一定程度,也会显著影响老人的日常活动能力,造成一定的失能状况。老年康复的主要工作将集中在这些方面,特别是预防老年人跌倒的工作,因为近70%的老年人死亡事件始于一次跌倒,如何根据老人的衰弱特点,采用适合老年人心肺功能和肌力状况的训练方法,通过认知水平、肌肉力量、平衡能力等训练,以及环境改造等多种方法来改善老年人的活动能力，从而维护老年人的健康，这是老年康复的一项重要工作。

另外，老年康复工作中一项重点工作是老年人慢性疾病的预防和治疗。目前大量的研究证明运动训练能有效地对老年人高血压、糖尿病的发生发展进行干预，大大提高老年人的生存质量，对老年人慢病防治来说，运动是一剂良药。但目前在老年人群中，运动观念仍不足，科学运动的知识更是欠缺，同药物一样，运动不足则效果不佳，运动过量也会对身体产生伤害。因此，对老年人应根据其体能状况采用恰当的运动时间、运动频率、运动方式，开出合适的运动处方，才能取得防病治病的良好效果。

因此，老年康复是一项十分有意义也十分复杂的工作，它的目标是每个老年人都能掌握一定的老年康复知识，接受科学的康复服务，成为一名"健康老人"。

第二章 老年康复评定及运动处方

第一节 老年健康评定的维度

随着医学模式的转变，人们的健康意识也在不断深化。目前对健康比较公认的定义是"健康不仅是没有疾病和病痛，而且包括身体、心理和社会方面的完好状态"。因此，当我们对老年人的健康状况进行评估时，也需要采取多维的康复评定方法，从以下三个方面去分析。

一、躯体功能

躯体功能包括老年人的生理功能、医学症状、慢性病情况、体适能状况和日常生活活动能力等方面，良好的躯体功能意味着无明显的病理缺损和器质性疾病，有与生活相适应的心肺能力、肌肉力量、柔韧性和视力听力，肢体灵活，步态平稳，有很好的日常生活活动能力和娱乐能力，生活自理，有能力参与社会活动。躯体功能的完备是维持良好生活质量的基础。

二、心理功能

心理健康是指心理行为能适应环境变化。对老年人来说，心理健康包括在日常生活中有安全感，有切合实际的生活目标，有自知之明，能与周围环境和人保持良好的接触，情绪控制良好，仍保持学习能力，在集体中个人能力仍能得到体现，个人基本需求能得到正常的满足。心理的健康不仅是维持正常生活重要条件，也在很大程度上影响躯体健康和社会参与度。

三、社会功能

社会功能良好是指一个人的外显行为和内在行为都能适应复杂的社会

环境变化，能为他人所理解，为社会所接受，行为符合社会身份，与他人保持正常协调的人际关系。它是老年人维持健康状态的重要指标，老年社会功能的评估可以从社会角色、社会网络、社会支持、社会参与、满意度评价来进行，应当着重测定其个体参与社会的能力，包括有一定的社会适应能力，能应付一定的紧张压力，有一定的社会交际能力，有和谐的社会关系，生活目标切合实际，能现实地处理周围发生的问题，同时具有与生活需求相适应的经济基础，有能力维持正常的健康维护和参与社会活动。社会功能是人的社会属性的重要体现，是生存质量的重要指标。

第二节　老年综合评估简述

随着年龄的增长和衰老的发生，老年人的各种生理功能也逐渐下降，大多数老年人将长期与各种慢性疾病，如高血压、糖尿病、骨关节炎、老年痴呆等共存，同时随着年龄的增长所出现的肌肉衰减、骨质疏松、心肺能力下降，均可以造成老年人不同程度、不同方面的功能受损，直接影响日常生活的活动能力，影响其生活质量。由于维持老年人日常活动能力需要保持各方面功能的完备，其中影响因素也很多，个体的差异也非常大，若要对老年个体进行综合的健康干预，就有必要对其功能受损的情况进行综合的评估。

一、老年综合评估的概念

老年综合评估（comprehensive geriatric assessment，CGA）是对老年人医学、心理和功能等多个项目、多种维度进行评价和诊断的过程，据此提出维持或改善功能状态的处理方法，最大限度地提高或维持老年人的生活质量。CGA 在国外已得到广泛应用。CGA 从全面关注与老年人健康和功能状况相关的所有问题入手，从疾病、体能、认知、心理、社会和环境等多个层面对老年患者进行全面评估，在确定其医疗、康复和护理目标的基础上，为患者制订出综合的治疗、康复和护理计划或随访计划，以便为患者提供有针对性的干预措施。

二、老年综合评估的内容

CGA 最主要的内容是全面的疾病评估和管理。所谓的评估与传统的内科诊断过程不同,CGA 除了评估高血压、糖尿病、冠心病等老年慢性疾病的程度,更注重老年功能问题及综合征的筛查,比如记忆障碍、视力和听力下降、牙齿脱落、营养不良、骨质疏松与跌倒骨折、疼痛和大小便失禁等。这些问题常被误解为正常的生理衰退而得不到及时应有的处理。实际上这些问题在不同的程度上显著地影响了老年人的生活质量,例如有平衡和步态功能障碍者有较高的跌倒的风险;生活自理能力不足的老年人如果得不到有效的支持和帮助,其健康情况会持续恶化;痴呆的早期诊断和干预可以延缓疾病进展,下降的视力和听力得不到纠正会使老年人的社会参与能力下降。这些慢性疾病若得及时控制,可以极大地提高老年人各方面的功能状态,大大地提高其生活质量。

三、老年综合评估的意义

通过 CGA 能够更加全面评价老年人的整体情况,及早发现其潜在的功能缺陷,以便早期进行干预,促进老年患者的功能恢复和避免安全隐患,明确患者的医疗和护理需求,制定可行的治疗干预策略,进行随访,评估干预效果、调整治疗计划和策略,以便使患者得到全面的、可长期使用的医疗照护服务。同时,CGA 还对评估对象的社会支持系统和经济情况进行综合评估,了解患者的居家环境及经济基础、照料者的负担情况,评估患者居家环境的活动安全性,制定个性化的综合干预措施。

四、老年综合评估的实施

CGA 的内容涉及面广,项目繁多,在临床中通常由多学科团队(包括老年科医生、康复医师、营养师、临床药师、康复治疗师、临床心理师、社会工作者及护士等)在门诊、住院部或养老机构完成,也可由经过培训的医生单独分步进行,在初次就诊时先处理关键问题并给出重要的建议,在随后的就诊中再完善其他的筛查评估,必要时请护士、社会工作者以及各专科医师共同参与评估和治疗干预。CGA 见表 2-1。

总之,CGA 需要医务人员、患者和家属共同参与,目标是维持老年患者的身心健康、躯体和社会功能,提高生活质量,这也是现代医学模式的切实体现。

表 2-1　老年综合评估内容

评估内容		筛查方法	干预措施
医疗评估	疾病	完整的病史采集和查体	针对性的辅助检查
	用药管理	详尽的用药记录单(处方非处方、保健品、中药)	药物剂量个体化、规范化治疗,最好有临床药师参与
	营养状况	测体重、BMI,行营养风险筛查	膳食评估,营养师指导
	口腔	评估牙齿和牙龈健康、咀嚼功能	口腔科治疗、佩戴义齿
	听力	询问听力问题,应用听力计检测	去除耵聍,耳科会诊,佩戴助听器
	视力	询问视力问题,应用塞内伦(Senel-len)视力表检测	眼科会诊,纠正视力障碍
	尿失禁	询问尿失禁情况和药物治疗,泌尿外科会诊,女性患者还可安排妇科会诊	去除可逆性原因
	便秘	询问大便次数、性状、排便情况	综合处理
	慢性疼痛	评估疼痛程度、部位	寻找病因,控制症状
	压疮	对于卧床者,应用压疮评估表	预防和干预
	谵妄	谵妄评定法(CAM)	寻找和去除病因
认知及情感评估		询问记忆问题是否影响生活、应用简易精神状态检查量表(MMSE)或简易认知分(Mini-cog)检测	老年科或神经科专业评估
		应用患者健康问卷 2(PHQ-2)、老年抑郁量表(GDS)进行评估	老年科或医学心理科处理
躯体功能评估		评估日常生活活动能力(ADL,卡茨指数)、住院患者 ADL(巴塞尔指数)和日常生活操作能力(IADL,劳顿指数)	康复治疗、陪伴和照顾
		调查跌倒史,进行步态和平衡评估	防跌倒宣教和居住环境改造
社会和环境评估		调查社会支持系统情况、经济情况	详细了解,社会工作者参与
		调查居住环境情况和居家安全性	家访,防跌倒改造

第三节　老年康复评定概述

一、老年康复评定概念

老年康复评定是在对老年人躯体功能、心理功能和社会功能的状态和潜在能力的评估基础上，通过对对象进行检查、测量和访谈，收集结果，并进行比较、分析和解释，最终形成对个体功能状态的整体评价。通过康复评定可以客观、准确地发现老年人的功能障碍发生的原因、性质、种类、特征、范围、程度及预后，为制定康复目标、康复治疗计划提供依据。它是老年综合评估中的重要环节，是康复医学专业参与老年综合评估的主要手段。

二、老年康复评定的目的和意义

老年康复评定是老年康复医学不可缺少的重要组成部分，与普通成年人康复评定相比，老年康复评定在目的和意义上均有其自身特点，在具体实施中也有所不同，包括了专项测量手段和量表，专用工具以及专用的评价标准，并在指导康复治疗中有着不同的应用价值。

（一）明确老年人功能障碍的情况

1. 确定老年人功能障碍的种类和性质

功能障碍种类包括：运动功能障碍、认知功能障碍、言语功能障碍、视觉听觉功能障碍等躯体功能障碍，还包括抑郁症等精神障碍，以及社会生活参与障碍等。同时可以明确功能障碍的性质，比如运动功能障碍是来自肌肉源性的还是神经源性的。

2. 确定老年人功能障碍的程度

康复评定多采用标准化及定量化的测定手段进行评估，最终结果往往以半定量或定量的方式呈现，因此可以有效地对功能障碍的程度进行衡量，有利于其横向及纵向比较。比如，在日常生活能力评定过程中，将功能独立程度分为：完全独立、大部分独立、大部分依赖、完全依赖四个等级，并给不同的等级赋值，从而实现半量化的分析。

3. 判断老年人的代偿能力以及指导康复训练

通过评定找到功能缺失的成分或功能残存的成分,判断代偿机制和训练目标,比如脑卒中后偏瘫患者,在步行中如果出现踝背伸障碍,可使用踝足支具进行代偿,同时进行针对性的步态训练,从而将患者的残存功能发挥到最大,提高患者的生活适应能力和质量。

（二）明确患者康复目标及判断预后

制订康复目标是康复医学在功能障碍干预过程中的重要环节,是制定康复治疗计划的依据,与疾病在治疗过程中以治愈或缓解为目的不同,康复医学治疗目的是追求功能的最大限度恢复。但任何原因所引起的功能障碍最终都有其恢复的极限,这个极限因人而异。对老年人来说这个恢复的极限会受众多因素影响。因此,全面和准确的康复评定是制订康复目标的基础。通过全面和准确的康复评定,治疗人员可以对患者的恢复进行预后判断,使患者和家属对未来有恰当的心理预期,以便更积极地配合康复治疗。

（三）制订康复治疗计划

任何专业的治疗计划的制订都是依据个人的康复评定结果。老年患者同成年人相比存在着更加复杂的生理、心理及社会状况,因此在康复治疗计划制定时,对不同治疗方法的选择,以及优先方案确定均取决于对康复评定进行科学的分析。

（四）判定康复效果

在康复治疗不同阶段进行评定,可以判定治疗效果的优劣,提示治疗方法是否正确,以及下一阶段是否需要修改治疗计划。而效果的判定只有通过标准化的评定指标和方法,定性及定量地进行。

（五）功能障碍的早期发现和预防

通过康复评定,可以早发现一些患者本人及家属未发现或意识到的问题,可及早进行干预,阻止功能障碍或残疾的发生和发展。比如对老年人进行体适能测试,可以早期发现部分心肺能力下降、肌力肌耐力不足的老年人群体,进行适当的体适能训练,即可有效地延缓或逆转体适能下降的趋势,从而提高老年人的日常生活能力,减少跌倒、失能等风险。

第四节 老年康复评定的内容

一、老年康复评定的一般内容

老年康复评定的一般内容包括躯体、认知、言语、心理和社会等多方面，其中各个方面均有应用较为成熟的评定方法和评定量表，这些方法和量表之间较为独立，对个体的某一个功能状况进行评估，这些评定更多地提供了细节的信息。

1. 躯体功能

躯体功能包括心肺功能、关节功能、肌肉功能、平衡协调能力、感觉功能等等。

2. 认知功能

认知功能包括智力水平、感知、注意、定向等能力。

3. 言语功能

言语功能包括失语症和构音障碍的评定。

4. 心理功能

心理功能包括情感体验、情绪控制、性格等方面的评定。

5. 社会功能

社会功能包括社会活动能力、就业能力和经济状况等评定。

二、老年康复评定的重点内容和方法

老年康复评定的重点内容是生活质量评定、日常生活能力评定、认知功能评定以及运动功能评定。

（一）生活质量评定

老年人生活质量是指老年个体对自己的身体、精神、家庭和社会美满的程度和参与老年生活的完满程度。

1. 生活质量的构成

（1）躯体功能：躯体功能的评定主要包括疾病导致的躯体症状、日常生

11

活活动能力,主要对躯体参与日常生活的能力进行评定,其中包括基本日常生活活动和工具性日常生活活动,包括了日常生活中穿衣、进食、修饰、移动、保持个人卫生等基本生活自理活动和做家务、购物、驾车、室外活动等工具性日常活动,涵盖了个人生活独立所需要的基本能力。

(2)心理功能:生活质量评定中的心理功能包括焦虑抑郁、行为情绪控制、认知功能及幸福感、满意度等主观体验的评定。

(3)社会功能:社会功能评定包括人际交往、社会参与程度、经济状况等评定。

2. 生活质量评定方法

生活质量评定主要通过量表法进行,主要有观察法、访谈法、自我评价法,主要包括 MOS SF-36 量表、WHOQOL-100 量表、生活质量指数量表、生活满意度量表等。

(二)日常生活活动能力评定

日常生活活动(activity of daily living,ADL)指一个人为了满足日常生活的需要每天所进行的必要活动,包括进食、梳妆、洗漱、洗澡、如厕、穿衣等,功能性移动包括翻身、从床上坐起、转移、行走、驱动轮椅、上下楼梯等。主要评定方法包括:

1. Barthel 指数评定

Barthel 指数是目前临床应用最广泛的日常生活活动评定方法,其中改良 Barthel 指数(modified Barthel index,MBI)是在 Barthel 指数的基础上对其等级进行加权,从而提高了灵敏度,并得到广泛应用。改良 Barthel 指数共包含 10 个条目,基本上涵盖了躯体功能在应对日常生活的各个方面,每个活动的评级可分 5 级,不同的级别代表了不同程度的独立能力,最低的是 1 级,而最高是 5 级,级数越高,代表独立能力越高。不同条目的级别对应的分数不同,其中,修饰与洗澡最高分 5 分,进食、如厕、穿衣、大便控制、小便控制和上下楼梯最高分 10 分,床椅转移和平地行走最高分 15 分,总分 100 分。得分越高,功能状况越好,依赖越小。改良 Barthel 指数评分标准:0~20 分为极重度功能障碍;21~45 分为重度功能障碍;46~70 分为中度功能障碍;71~99 分为轻度功能障碍;100 分为自理。

2. 功能独立性测量

功能独立性测量(functional independence measurement,FIM)在反映

残疾水平或需要帮助的量的方式上比 Barthel 指数更详细、精确、敏感,FIM 不但评定由于运动机能损伤而致的 ADL 能力障碍,而且也评定认知功能障碍对于日常生活的影响。FIM 包括 6 个方面,共 18 项,其中包括 13 项运动性 ADL 和 5 项认知性 ADL。评分采用 7 分制,即每一项最高分为 7 分,最低分为 1 分。总积分最高分为 126 分;最低分 18 分。得分的高低是根据患者独立的程度、对于辅助具或辅助设备的需求以及他人给予帮助的量为依据。

（三）认知功能评定

认知是认识和知晓事物过程的总称,是人类大脑所特有的高级功能,是人们为了适应环境的需要而获得和应用信息的能力,包括注意、知觉、思维和记忆等过程,是人类高级神经活动中最为重要的过程。老年人随着年龄的增大,高级神经活动衰退,认知功能普遍下降,但这是一个缓慢的过程,在出现明显的认知功能障碍前,不通过专业的认知功能评定,个体往往无法察觉一些细微的改变。因此,针对老年认知功能障碍的筛查量表被广泛使用,主要包括以下方法:

1. 简易精神状态量表

简易精神状态量表 MMSE 是最常用的老年认知功能筛查量表,能全面、准确、迅速地反映被试智力状态及认知功能缺损程度,为临床心理学诊断、治疗以及神经心理学的研究提供科学依据。该量表包括以下 7 个方面:时间定向力,地点定向力,即刻记忆,注意力及计算力,延迟记忆,语言,视空间。共 30 项题目,每项回答正确得 1 分,回答错误或答不知道评 0 分,量表总分范围为 0~30 分。测验成绩与文化水平密切相关,正常界值划分标准为:文盲>17 分,小学>20 分,初中及以上>24 分。

2. 蒙特利尔认知评估量表

蒙特利尔认知评估量表 MOCA 是一种对轻度认知功能损害进行快速筛查的评定工具。它是由简易精神状态量表(MMSE)的认知项目设置和评分标准制定的,包括了注意与集中、执行功能、记忆、语言、视结构技能、抽象思维、计算和定向力等 8 个认知领域的 11 个检查项目。总分 30 分,≥26 分正常,其敏感性高,覆盖重要的认知领域,测试时间短,适合临床运用。

（四）老年运动功能评定

运动功能评定大多采用运动能力测试的方法进行。不论是针对儿童、青少年、成年人或老年人，针对健康人群或患病人群，都有各种各样的测试方法。这些方法通过不同的指标来反应个体的有氧能力、肌肉耐力或爆发力、身体的柔韧性、协调能力和平衡能力等。目前体适能的概念越来越多地用在了健身及康复运动中。体适能（physical fitness）是指人体具备充足的精力从事日常工作与生活而不感疲劳，同时有余力享受休闲活动，有能力应对突发状况。体适能可以分为健康体适能和竞技体适能。体适能与体能不同，特别是健康体适能，它更加强调个体具备的应对日常生活和娱乐休闲的基本身体素质。健康体适能主要包括有氧能力、肌肉力量和耐力、柔韧性和身体成分四个方面。对老人来说，良好的健康体适能是为了维持日常生活活动能力、预防疾病、增进健康。因此健康体适能测试是老年人的运动功能评定最主要的方法。

1. 有氧能力测试

个体的有氧能力依赖于呼吸、心血管及骨骼肌系统的功能状况，其中最大摄氧量（VO_{2max}）是心肺适能的标准测量指标，与心脏功能密切相关。测试方法主要包括以下几种：

（1）场地测试：通过在场地内进行有氧运动，结合相关指标可对个体进行心肺能力的评估，比如12分钟跑测试、1600米步行测试、6分钟步行测试等。对老年人来说，最常用的是6分钟步行测试及2分钟踏步测试，前者在步行1600米后记录时间和即时心率，后者原地踏步两分钟记录踏步次数来综合评估有氧能力。场地测试方便易行，适合大部分老年人群。

（2）心电图运动试验：是通过一定量的运动增加心脏负荷，观察心电图变化，从而对心脏功能进行评估，其结果可以反映测试者的有氧能力。心电图运动试验有多种方案，对设备要求较高，主要针对有心脏问题的患者，应用于临床，且有一定风险。

（3）心肺运动负荷试验：是最常用、准确性最高的评价运动中心肺能力的方法。在测试过程中不断增加负荷，并对反映人体心肺功能的各项参数进行综合分析，了解心脏、肺脏和循环系统之间的相互作用与贮备能力。结果最为准确，但测试要求较高，无法进行广泛应用。

2. 肌力测试

肌力是反映人体运动功能的一个重要指标。对老年人来说，自然的肌肉衰减会带来肌肉力量的下降，从而影响整体的运动能力，严重的可能会影响日常活动能力，导致跌倒、失能的风险增加。肌力可以通过徒手、器械或测试设备进行评估。

（1）等速肌力测定：是在肢体被动地进行等速运动时，记录肌肉的最大负荷，即肌肉的最大力量。该法既客观准确，又安全可靠，但需要特殊的设备完成。

（2）徒手或器械测定：即通过徒手的方法或借助哑铃等负重工具进行测试。比如针对老年人的简易测试方法有 30 秒上肢负重屈肘测试、30 秒坐站测试，记录规定时间内完成动作的次数，可以分别对老年人上肢和下肢的肌力进行评估。

3. 柔韧性测试

柔韧性是关节达到最大活动范围的能力。保持良好的柔韧性有助于老年人安全、高效地完成日常生活活动，减少活动损伤的风险。通常没有单一的测试方法用于评价整个身体的柔韧性，针对老年人的测试方法主要有：

（1）坐位体前屈测试　用于测量腰部和髋关节柔韧性。受试者坐在椅子的边缘，一侧下肢伸直，足跟着地，脚踝保持直角，另一侧下肢自然弯曲置于对侧，双手重叠中指对齐，伸直手臂尽可能向足尖延伸，并用直尺测量距离，来反映柔韧性。

（2）抓背测试　于评估肩部柔韧性，受试者一手向上高举过肩膀，屈肘手部朝下，另一手向下绕到后背，屈肘手部朝上。用直尺测量中指之间的距离，来反映柔韧性。

4. 身体成分测量

目前对身体成分测试主要指标有腰臀比及体重指数。腰臀比即腰围和臀围的比值，是用于衡量成年人体脂水平的简易方法。测出腰围与臀围后，用下列公式计算出其腰臀的比值：腰臀比＝腰围（厘米）÷臀围（厘米），腰臀比的理想比值是：男性为 0.85～0.90，女性为 0.75～0.80。体重指数（BMI）是用体重公斤数除以身高米数平方得出的数字，是目前国际上常用的衡量人体胖瘦程度以及是否健康的一个标准。

第五节 老年人运动处方

运动处方的概念最早是美国生理学家卡波维奇在 20 世纪 50 年代提出的,随着 60 年代以来康复医学的发展,运动处方开始受到重视。1969 年,世界卫生组织开始使用运动处方术语,从而在国际上得到认可。运动处方的完整概念是:康复医师或体疗师,对从事体育锻炼者或病人,根据医学检查资料(包括运动试验和体力测验),按其健康、体力以及心血管功能状况,用处方的形式规定运动方式、运动强度、运动时间及运动频率,提出运动中的注意事项。运动处方是指导人们有目的、有计划和科学地锻炼的一种方法。对老年人来说,各项生理机能出现衰退,存在各种慢性疾病,运动耐量普遍下降,个体差异较大,在进行运动锻炼时更加需要科学的制定运动处方,提高运动锻炼的效率,减少运动风险。

一、运动方式

从健康体适能的角度来说,可供老年人选择的运动方式主要包括三大类,即有氧运动、抗阻运动,牵伸运动。如果要综合地提高健康体适能,在运动过程当中要更多地兼顾不同运动方式的结合。在美国运动医学会推荐的体适能训练课中,包括了热身、牵伸、有氧训练、抗阻训练及整理活动。对老年人来说,更加提倡从自身出发,兼顾兴趣的选择运动方式。以下做具体介绍。

(一)有氧运动

有氧运动也叫做有氧代谢运动,是指人体在氧气充分供应的情况下进行的体育锻炼。有氧运动的好处是:可以提升氧气的摄取量,能更好地消耗体内多余的热量。也就是说,在运动过程中,人体吸入的氧气与需求相等,达到生理上的平衡状态。因此,它的特点是强度低、有节奏、持续时间较长。通过这种锻炼,氧气能充分酵解体内的糖分,还可消耗体内脂肪,增强和改善心肺功能,预防骨质疏松,调节心理和精神状态。主要包括快步走、慢跑、游泳、骑自行车、跳健身操、广场舞等等,是老年人健身的主要运动方式。

（二）抗阻运动

抗阻运动指肌肉在克服外来阻力时进行的主动运动。比如俯卧撑、举哑铃、弹力带以及力量训练器械等都是抗阻运动。抗阻运动主要训练肌肉的耐力和力量。对老年人来说，随着年龄的增加，肌肉出现自然的衰减，衰减严重的还会出现肌少症等情况，再加上我们国家老年人往往忽视肌肉力量训练的作用，不知道如何正确进行抗阻训练，因此对肌肉衰减的干预非常不够。实践证明，只要方法正确，老年人也可以从抗阻训练中获益。目前比较适合老年人使用的抗阻训练方法是使用弹力带。弹力带价格便宜，便于携带，使用方法简单，安全性高，是值得在老年人中推广的抗阻训练方式。

（三）牵伸运动

总的说来，移动身体部位至某一位置，从而扩大关节活动范围的任何运动都可称之为牵伸训练。牵伸能有效地维持和改善身体的柔韧性，好的柔韧性能对肌肉和关节起到积极作用。随着老年人机体的老化，柔韧性也随之下降，不仅带来日常活动能力的下降，也会导致活动时损伤更容易发生。通过牵伸训练，有助于老年人预防肌体损伤，减少肌肉伤痛，提高生活质量和机体的独立性，提高老年人的生活质量。目前比较流行的牵伸运动除了对单独关节的主动和被动牵拉动作外，也可以结合运动操、瑜伽等形式进行。

二、运动强度

在选择运动方式的同时，运动强度的控制也非常重要，特别是老年人。很多人认为老年人只能进行相对缓和的、低强度的运动，如散步、快步走等活动。实际上，运动收益同运动强度有密切的关系。对大多数人来说，存在一个获得收益的最小运动强度阈值，超过阈值，随着运动强度的增加，运动中获得的益处也增加，并且对每个人来说，都有一个最佳运动强度。参加有氧运动时，最小运动强度至少应达到中等强度运动，也就是 $40\%\sim60\%$ 最大耗氧量（VO_2R）。对每个人来说，中等运动强度是不同的，如果用 $0\sim10$ 的疲劳指数，那 $5\sim6$ 分为中等运动强度，主要表现为心率明显加快约 $30\sim50$ 次/分，呼吸急促；如果用靶心率来控制运动强度，可以通过年龄推算最大心率(HR_{max})，即 $HR_{max}=220-$年龄，测量安静心率（HR_{rest}）来计算靶心率，靶心率$=(HR_{max}-HR_{rest})\times$强度$\%+HR_{rest}$。对大多数老年人来说，有氧运动时，达到 60% VO_2R 能达到最大的运动收益。

对于抗阻运动，运动强度主要是控制抗阻的负荷。对于力量训练来说，最佳的负荷应达到 $60\%\sim80\%RM$，其中 RM（repetition maximum）是指单一肌肉一次收缩所能够产生的最大肌力，也可以指某一肌群收缩一次能够抵抗重量的最大肌力。RM 是肌肉训练时的强度设定指标，在实际的运用中，RM 也代表肌肉疲劳前能按指定重复次数举起的最大重量，如 8RM 就代表能举起 8 次的最大重量。在抗阻训练中，通常应用 $8\sim12RM$ 的负荷来进行，能够达到较好的力量训练效果。如果是应用弹力带训练，拉力负荷可以通过调节弹力的阻力值和初始长度进行调整，如果一个动作能重复 $8\sim12$ 次，肌肉出现明显的疲劳，那么这个强度是比较合适的。随着肌肉力量的增加，需要不断调整训练的负荷。

三、运动频率和时间

美国运动医学会建议每周至少进行 5 天中等强度的有氧运动，每天累计 $30\sim60$ 分钟，能达到 60 分钟效果更好，或每周 3 天的较大强度运动，每天至少 $20\sim30$ 分钟，或每周 $3\sim5$ 天中等强度与较大强度运动相结合。对老年人来说，每周至少要进行 2 次抗阻训练，最佳运动时间间隔是在 48 小时，即隔天做一次，一般每次训练每个肌群的训练动作做两组，每组用 $8\sim12RM$ 的负荷。这样能达到最佳训练效果。

四、注意事项

（1）对于身体素质较差、功能受限或有慢性疾病的老年人，刚开始参加体力活动时，应从中低强度开始，运动持续时间不要太长，且运动前应充分热身，保证运动的安全。

（2）运动锻炼应遵循兴趣，个性化地制定运动处方的原则。

（3）在进行力量训练时，初期应有专业人员加以指导，学会正确进行呼吸，避免错误动作造成肌肉损伤，以及屏气造成血压的较大波动。

（4）制定早期运动计划时，对于身体较弱的老年人，应充分热身，并在抗阻活动之前先进行适量的有氧运动。

（5）老年人应逐渐地超过所推荐的最小体力活动量，随着运动能力的提高,可以试着继续增加运动量。

（6）定期进行健康检查、运动能力的测试,进行阶段性评估,调整运动计划,使运动更科学更合理,增强运动者的依从性。

第三章　失能老人的康复治疗

失能老人是指那些因为年龄大或各种慢性疾病引起心肺功能下降,出现日常生活活动能力下降,以至于无法参加平常健身活动进行锻炼,甚至难以维持平常生活的老年人,预计失能老人数量将急剧增多(图 3-1)。失能老人的主要类型有三类:(1)卧床为主:长期卧床,生活大部分不能自理,进食大小便都在床上完成。(2)久坐及室内活动为主:自己独立步行困难,长时间坐位,出门需轮椅移动,少部分生活可以自理。(3)社区活动为主:可独立或依赖简单辅助工具步行比如手杖、扶拐等,生活大部分能自理,可在小区内活动,平时仍需少量照料。

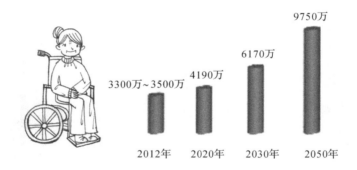

图 3-1　失能老人数量走势图

第一节　失能的程度评估

一般分为轻度失能、中度失能、重度失能。按照国际通行的日常生活活动能力,主要看 6 项指标:(1)吃饭;(2)穿衣;(3)上下床;(4)上厕所;(5)室内走动;(6)洗澡。如果其中 1~2 项做不了,就是轻度失能;3~4 项做不了,就是中度失能;5~6 项做不了就是重度失能。

第二节　失能老人的康复实施

一般来说,利用社区、家庭的现有条件可以开展的康复治疗包括关节活动度管理、压疮的管理、小便的管理、进食的管理、骨与关节管理、心脏管理、呼吸管理、下肢深静脉血栓的管理以及体适能训练等(图 3-2)。具体如下:

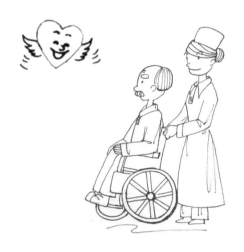

图 3-2

一、关节活动度的管理

失能老人因为缺乏足够的运动,关节活动明显不足,容易出现关节挛缩,关节僵硬。

(1)长期卧床的老人要想维持一个较好的关节活动度,首先要有个好的卧位姿势。比如侧卧位(图 3-3),上面一侧的肩要前伸,肘伸直,掌心向下,上面一侧的髋、膝屈曲。又比如仰卧位(图 3-4),要保持肩前伸,肘伸展,腕背伸,掌心向上,拇指外展,手指分开伸展,髋稍内旋,下肢中立位,膝关节自然屈曲,足尖向上。

(2)对于卧床老年人,尤其是伴有运动障碍的患者,光有个良好的卧位姿势是不够的,要做一些被动关节活动度的训练。可做一些不超过关节活动范围的被动运动来维持正常的关节活动范围。一般主张早期每次每个关

21

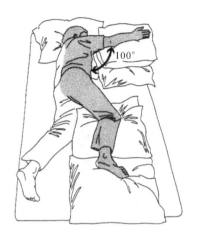

图 3-3　侧卧位

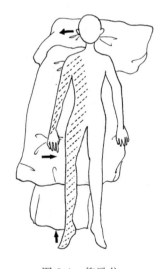

图 3-4　仰卧位

节做 3～5 遍,每日 1～2 次。如果有能力的话也可以做自助被动运动,被动运动应在关节正常范围内或无痛范围内进行,可以出现酸痛或轻微疼痛,以老人能忍受为宜。

　　(3)长时间卧床,体位变换也很重要,应不断变换体位,一般 2 小时应翻身一次。要注意床垫不宜太潮,容易出现皮肤受损。长时间卧床,容易出现髋关节屈曲及踝关节活动受限,应尽早下地防止关节挛缩。

二、压疮的管理

压疮是失能老人的常见并发症,是由于身体局部组织长时间受压,容易引起血液循环不畅,造成局部组织缺乏营养,皮肤及以下组织的缺血坏死和溃疡的一种病症。此症形成与多种因素有关,外因包括压力、摩擦力、皮肤潮湿、皮肤弹性差营养不良等。好发部位多见于骨突处,比如仰卧位好发于枕骨粗隆、肩胛骨、肘部、骶尾部、足跟;侧卧位好发于耳部、肩峰、肘部、膝内外侧、内外踝。按照严重程度可分为四度:Ⅰ°有红斑;Ⅱ°皮肤已破溃,累及真皮;Ⅲ°累及皮下组织,但在筋膜之上;Ⅳ°深达肌肉或骨。失能老人在家要注意"六勤":勤观察,勤翻身,勤按摩,勤擦洗,勤整理,勤更换。具体来说就是经常整理床位,保持床铺清洁、干燥、平整、无渣屑;保持皮肤、床单清洁及干燥,注意大小便、出汗后的潮湿环境,可在大小便洗净后局部涂滑石粉,保持皮肤干燥;每2小时翻身一次,翻身时勿抱、拉、推。避免剪切力和摩擦力对皮肤、皮下软组织的伤害;同时要加强营养,每天补充蛋白质、维生素、微量元素,容易消化的食物。当然最重要的是注意皮肤减压,不建议使用气垫圈,因为会造成局部缺血。

三、小便的管理

老年人大多数都有排尿障碍,往往是由于各种原因导致的老年人排尿过程发生改变,出现尿潴留、尿失禁等。相关的影响因素很多,包括心理因素、个人习惯、结石、肿瘤等疾病以及手术、年龄、天气变化、饮水量等。家庭常用方法包括成人纸尿裤、集尿器、留置导尿。但上述方法很容易因护理不及时发生感染、湿疹、皮肤破溃等情况。目前主流的是通过间歇导尿来进行膀胱训练,通过一天4～6次的导尿使膀胱有周期性的扩张和排空,减少残余尿量,使尿路感染的发生率逐渐减少,得以维持近似正常的生理状态。具体要求如下:(1)养成定时排尿习惯,最初间隔时间可以短些,以后逐渐延长至每隔2～3小时,夜间可隔3小时排尿一次。在间隔期间,要养成忍尿习惯,但到排尿时间,即使没有特别尿意,亦要按时排尿。(2)为训练膀胱括约肌的收缩能力,要有意识中断排尿,然后继续排出。(3)保证白天充足的液体量,要求每天喝水控制在2000毫升左右,使膀胱能充盈有尿意,为及时排尿创造条件。同时可以练习收缩肛门,坚持3～5秒,然后放松,连续做15～20分钟,每天2～3次,4～6个月为一个疗程。要注意减少失能老人小便依赖别人的心理,尽量提高小便自理能力,当尿意过频或过强时,可试用有趣的活动,如听音乐、看书等转移注意力,冲淡尿意,拖延排尿时间。如果因各种原因不能完成膀胱训练(比如没有专人护理,老人不配合等),就要考虑膀胱的细管造瘘,这是一种改良的造瘘方法,可以放置3~6个月。

四、进食的管理

失能老人活动量减少,且因为病痛,很容易引起食欲不振。特别是因为疾病或年老体弱后出现饮食困难、饮水呛咳,甚至反复发生肺炎,就要警惕吞咽障碍的发生了。一般我们可以通过喝30毫升温水来评估,如果一口喝完没有呛咳就是1级,表示正常。两口以上喝完没有呛咳就是2级,表示存在轻度问题。如果一口喝完有呛咳表示3级,两口以上喝完有呛咳是4级,喝不完而且频繁呛咳的就是5级了。对于2级和3级的吞咽困难的老人,可在专项评估后,将食物调制成糊状,放入舌根处慢慢进食,速度要慢,同时配合吞口水动作及点头样吞咽防止食物残留出现噎食和呛咳(图3-5)。对于存在意识障碍或4级和5级的吞咽困难的老人,尽早给予鼻饲饮食,这样既可以保证营养的供应,又可减少误吸,必要时也可采取静脉高营养,待专项评估允许后,再考虑进

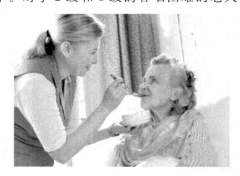

图 3-5

食的可能。在进食时除了考虑食物的性状外,还要注意保证食物的营养成分,考虑食物的色香味,在进食时保持环境安静、良好的姿势、合理科学的饮食。每次进食要少量,以汤匙1/3的食物为宜,进餐不要限时催促,应鼓励老人细嚼慢咽,少食多餐,切忌进食过快,当然也不能拖延时间太久。同时要注意食物的温度,要干稀搭配,对有刺、骨头的菜,应先将刺、骨头剔除,能坐起的患者,要尽量鼓励自己动手进食。

五、骨与关节管理

进入老年后,人的运动系统的生理功能会发生显著的变化,最常见的是骨质疏松,有原发性及继发性两种。最常见的症状是腰背痛,白天轻,夜间

重,弯腰用力时加重,时间长了,还会出现身高缩短,脊柱后凸畸形。当然最严重最常见的并发症是骨折,久而久之,还会出现肺活量减少,容易出现胸闷、气短、呼吸困难等症状。那么怎么预防呢? 首先是合理的膳食结构,种类要丰富,坚持摄入小麦、乳制品、绿色蔬菜、鱼类等富含钙、磷的食品。控制脂肪摄入量,食入过多脂肪或脂肪吸收不良,会与体内钙结合排出体外,往往会引起身体缺钙。同时坚持适度的运动与劳动也很重要。每天运动25 分钟,其中具有中国特色的太极拳对老年人骨质疏松的预防和治疗作用也很好。

老年骨关节炎是常见的老年疾病,是以关节软骨进行性损害为特征的慢性关节紊乱症候群,是一种常见的关节疾患,是影响老年人生活质量的最常见病因之一。其中膝关节骨性关节炎是骨关节疾病中最具代表性的,发病随年龄增长而增加,该疾病严重影响老年人日常生活活动的能力。它是一种终身性疾病,无证据显示任何治疗能使透明软骨完全修复、终止进程。膝关节骨性关节炎发生、发展是多因素的,除与遗传、年龄增长、雌激素减少等有关外,还与肥胖、外伤、过度使用、不良姿势等因素相关,故因尽量减少及避免这些不利因素。不活动和过度活动均会对骨性关节炎产生消极影响。最显著的表现是疼痛,最初感到关节轻度不适,不少患者表现为腘窝酸胀不适。运动过量会出现疼痛,休息后缓解。改变姿势时会感觉不适、疼痛(比如从座位上站起),活动一段时间后症状反而减轻,关节感到舒适。若活动量增加,步行较长距离,则疼痛症状加重。上下台阶、上公共汽车时均会感到疼痛吃力,需手抓扶手协助,疼痛进展到中晚期,休息后不易缓解,还会出现夜间痛、摩擦音、肿胀感等。平时除药物治疗外,家庭康复也比较常见。家庭康复主要包括肌力训练、关节活动训练,平常要注重平衡关节休息和负重活动,避免长时间保持同一姿势,尽量减少登山和爬楼梯等使膝关节负荷重的活动。适度减肥对膝关节也有一定的作用。

六、心脏管理

老年冠心病有自身的特点,除药物治疗外,平时尤要注意饮食控制,注意少食多餐,不少于 3 餐,每餐 6~7 成饱。食物的选择要注意选择低盐、低动物脂肪、低热量、低胆固醇食物,多食水果、蔬菜等富含维生素及植物蛋白的食物。保持营养平衡,避免暴饮暴食,避免饮浓茶、咖啡等饮料,忌烟酒。对于体态肥胖的老年人,通过饮食控制使血压、体重趋向标准化。睡眠的质量对身体状态往往有很大的影响,特别是冠心病症状出现后,良好睡眠对疾病的康复十分重要。平时指导睡前可用温水洗脚以清除疲劳,不喝刺激性饮料,养成早睡早起的习惯,有规律的睡眠,夜间如有不适要及时呼叫,同时也要减轻老人的心理负担。训练可采取 6 分钟步行训练,主要是通过 6 分钟内行走的距离来测试心脏功能。

七、呼吸管理

失能老人长期卧床后胸廓活动减少,柔韧性下降,膈肌活动受限,呼吸功能锐减,肺活量减少;而且长期卧床的老年人,机体抵抗力相对较低,加之多半合并其他疾病,比如糖尿病,人体免疫力下降,易导致细菌乘虚而入,由此引起的呼吸道分泌物不易排出而淤积于肺部,极易诱发肺部感染,导致坠积性肺炎。所以对于长期卧床的老年人,要注意提高机体抵抗力和免疫力,协助进行翻身活动,同时鼓励患者咳嗽及深呼吸,帮助其拍背。对于有吞咽功能障碍患者,一定要给予鼻饲饮食,不要任由家属强行喂食,以免造成误吸、呛咳的发生。同时可以加强膈肌呼吸的训练,咳嗽训练,呼吸医疗体操等(图 3-6)。此外,应注意保暖,避免受凉,注意室内通风,保持空气清洁。

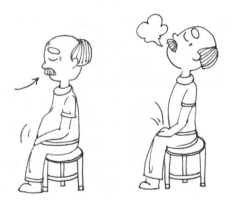

图 3-6

八、下肢深静脉血栓的管理

长期卧床的老人,由于下肢静脉血流滞缓,加上老年人血液常处于高凝状态,非常容易形成下肢深静脉血栓,甚至血栓掉下来,导致肺栓塞,严重时可危及生命。最常见的表现是一侧下肢的突然肿胀、增粗、体温有升高。处理上除了用药物治疗外,自身首先要卧床休息,抬高患肢,一般需卧床休息1~2周,开始下床活动时,需穿弹力袜或用弹力绷带。对所有容易发生的老人均应提前预防,鼓励老年人尽早开始肢体的主动及被动的活动。

九、体适能训练

对于失能老人来说,处理并发症是一方面,积极的锻炼应该说更重要,减少失能的方法就是体适能训练。那么什么是体适能呢?简单地说就是有充分的精力从事日常活动,同时又有余力享受健康休闲活动的乐趣,一般包括有氧耐力、肌力和肌肉耐力、柔韧性训练(图 3-7)。通过及时的干预,减少上述各种并发症,提高老人的日常生活能力,改善生活质量。下面来具体说明一下:

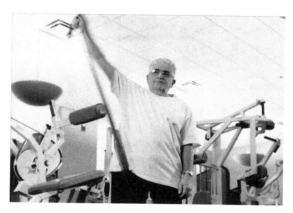

图 3-7

老年人的体适能计划中,常常以走路来改善有氧适能。因为走路的负荷强度较低,引发人体下肢骨骼肌肉和骨骼外形的问题也比跑步少,此外走路除了需要一双合适的鞋外,不需有其他的器材配备。当然,其他使用大肌肉群的运动,也可以改善有氧适能,例如室外的脚踏车、爬楼梯等。

肌肉适能是应付日常生活中所必需的,如抱起一个小孩、扫地等。生活中,要移动你自己的躯体或移动周围的事件,都需要有足够的肌力来启动,也需要足够的耐力以维持够长的时间才能成功。

所有的身体动作,多多少少都需要柔韧度。如果关节和肌肉的柔韧度不佳,不但会限制动作范围,也会增加疼痛和伤害的风险。当你的柔韧度改善之后,也可预防拉伤或其他的问题,例如腰背痛的预防。

你的身体状况重点不在于自己身体有多重,而是自己身体中有多少是脂肪,过多的脂肪容易引发骨骼与肌肉的问题,也会增加患心脏病和高血压的风险性。

第三节 合适体适能训练的选择

当你选择适合自己的体适能训练计划时,应考虑到下列几个因素。

(1)撞击性:有些活动,例如跳绳、跑步及高撞击性的有氧舞蹈,都包含有跳跃、冲撞等动作,可能会使你感到不舒服或导致受伤。而游泳、步行等运动对关节的负担较为轻微。

(2)方便性:有些活动需要昂贵的设备,具有季节性,或是在特定地点而无法随时使用。例如:你住的地方从来不下雪,滑雪将很难变成常规的体适能运动。

(3)技术性:需要很多技巧的活动可能使老人受挫。很多人在享受该项运动的乐趣前就已中途被迫放弃了。

(4)乐趣性:因为在日常生活中增加身体活动量,对失能老人的健康来说是很重要的,因此必须选择一项或多项老年人真正喜欢的活动。这样老人就能由此在运动中享受到乐趣,才有可能继续从事该项活动。

(5)社会因素:与一群老人一块从事运动,比如社区的健身、广场舞等,这样既有趣又有效。有时候和一群人一块运动与一个人独自运动相比较,前者更易坚持。

第四章　跌倒问题

跌倒是指突发的、不自主、非随意的体位改变而倒落的状态。跌倒是我国伤害死亡的第四位原因,而在 65 岁以上的老年人中则为首位。老年人跌倒死亡率随年龄的增加急剧上升。跌倒除了导致老年人死亡外,还导致大量残疾,并且影响老年人的身心健康。如跌倒后的恐惧心理可以降低老年人的活动能力,使其活动范围受限,生活质量下降等。

第一节　老年人跌倒的发生率

老年人跌倒和跌倒所致的损伤在全世界范围内均非常普遍。跌倒者的平均年龄是 63.4 岁。35%～40% 在社区居住的老年人(≥65 岁)每年至少跌倒 1 次;50% 在医院或者护理院居住的老年人每年至少跌倒 1 次,而且其中约 50% 会反复跌倒。跌倒发生率随年龄的增加而升高,80 岁以上人群达到 50%,90 岁以上老年人跌倒后造成的功能损伤和残疾最为严重。75 岁以上女性发生跌倒损伤的概率是男性的 2 倍,但死亡率却是男性高于女性,且随年龄增加而升高。见图 4-1。

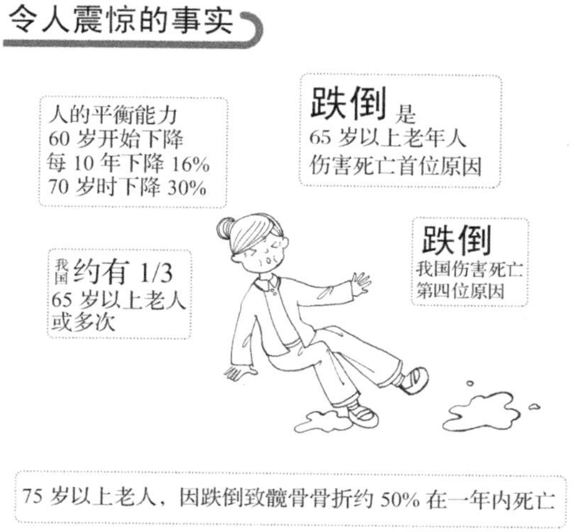

令人震惊的事实

人的平衡能力 60 岁开始下降 每 10 年下降 16% 70 岁时下降 30%

我国约有 1/3 65 岁以上老人跌倒 1 次或多次

跌倒 是 65 岁以上老年人伤害死亡首位原因

跌倒 我国伤害死亡第四位原因

75 岁以上老人,因跌倒致髋骨骨折约 50% 在一年内死亡

图 4-1

第二节　老年人跌倒的后果

一、生理方面

跌倒所引起的损伤是老年人群持续性疼痛、功能损害、残疾和死亡的最重要的原因。20％的跌倒需要医疗处理,5％造成骨折,5％～10％造成其他严重外伤——包括头部创伤,关节积血、脱位和扭伤,软组织淤伤、撞伤和撕裂等。跌倒损伤中最严重的是髋骨骨折,致死率最高;髋骨骨折引起最为严重的健康问题和生活质量的下降,使50％的老年人无法恢复原有的独立生活和居住状态。

二、心理方面

对于跌倒、损伤以及跌倒后果(如社会退缩,缺乏独立性和自信心,被送入长期护理机构)的恐惧,会引起严重的抑郁和焦虑。25％～55％的老年人惧怕跌倒,其中20％～55％因为恐惧而限制了自己的活动。

三、医疗方面

老年人(≥65 岁)意外伤害所致入院中,80％由跌倒引起。反复跌倒是老年人入住长期护理机构的主要原因:40％的老年住院病人是因为跌倒受伤而入院,其中50％入院后会被转入长期护理机构。见图4-2。

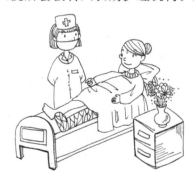

图 4-2

四、社会方面

跌倒所致的骨折、损伤是造成老年人残疾的重要原因。由于丧失活动能力,老年病人只能待在居所与社会隔绝,不能有效地行使在家庭中和社会中的作用(如参与体育活动等),往往需要来自家人、医护人员及社会其他方面的照顾。

第三节　老年人跌倒的危险因素

存在400多种危险因素促进跌倒的发生,包括患者内在的因素(如感觉和肌肉骨骼退行性改变)、动作的类型、来自环境的需求和风险。老年人跌倒既有内在的危险因素,也有外在的危险因素,它是多因素交互作用的结果。见表4-1。

一、环境因素

(1)光线:当从室内到室外或从室外到室内,光线的突然改变都会使眼睛还来不及适应而绊倒。

(2)障碍物:门槛、地面突起物、地面散落物、铁门或晾衣竿等物,都会因不易注意到而踢到或撞到造成跌倒。

(3)地面状况:地面太湿滑、沙石多、高低不平、高低落差等,也是造成跌倒的主因,如图4-3。

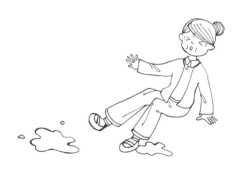

图 4-3

表 4-1 老年人日常生活中常见环境危险因素表

名称	常见的危险因素
灯	灯光过暗、过于刺眼或不柔和
地板	地面光滑、松散易活动的地毯、翘起的地毯边缘和地面洒落液体
通道	过高的门槛、通道阻塞、穿过通道的绳索和宠物带来的伤害
家具	椅子低矮、床面过低或过高和家具晃动
楼梯与梯子	楼梯没扶手或扶手不合适,楼梯台阶界限模糊、没有对比,台阶面太窄、楼梯过陡,楼梯内堆放物品,让注意力分散的环境,使用直梯或人字形折梯
卫生间	淋浴间、浴缸、洗手池和马桶周围缺少扶手,淋浴间凹壁上的铁架,马桶过低,户外侧所,湿滑的地而
厨房	无良好的通风设备,气和烟使人眼睛变模糊。
客厅	沙发或椅子过低,堆放过多的物品,家具不稳或凌乱
卧室	电灯开关位置不合适,使用的助行器不在下床前可够得着的地方
室外	泥泞、过滑、过陡、阻塞、不平的路、坡道;阶梯、通道、台阶或人行道缺乏修缮,不平有裂缝;交通信号循环周期过短,路面行人、自行车过多、拥挤;天气因素,如落叶、积雪、结冰和下雨;缺乏休息的活动场所,使用不安全的垃圾桶

二、外力因素

(1)外界:不小心被车子、别人或动物等撞到而跌倒。见图 4-4。

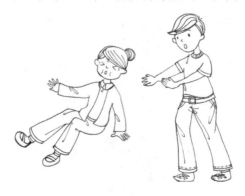

图 4-4

(2)突发状况:被鞭炮声、飞来的球或其他情形吓到跌倒。

三、自身因素

（1）健康因素：例如生病、体弱、没睡好、头晕、四肢无力、反应迟钝，纵然没有外力撞击也会不自主地跌倒。见图4-5。

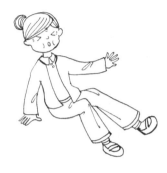

图 4-5

（2）穿着：衣、裤或鞋容易松脱滑落绊到自己也会容易跌倒。

（3）平衡感不好：人体平衡感主要由眼睛、耳朵、髋关节协调、踝关节协调等四个机制控制。

综上，老年人跌倒的各种危险因素可用图4-6来表示。

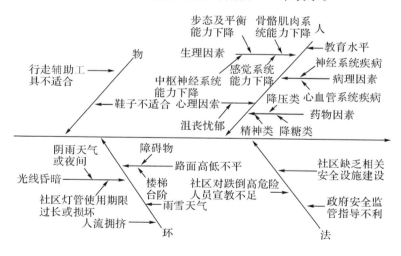

图 4-6

第四节　跌倒高危人群

老年人跌倒高危人群有很多种,大致分为以下几种(见图4-7):

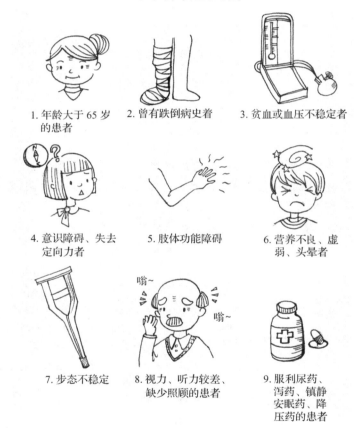

跌倒高危人群

1. 年龄大于65岁的患者　2. 曾有跌倒病史者　3. 贫血或血压不稳定者

4. 意识障碍、失去定向力者　5. 肢体功能障碍　6. 营养不良、虚弱、头晕者

7. 步态不稳定　8. 视力、听力较差、缺少照顾的患者　9. 服利尿药、泻药、镇静安眠药、降压药的患者

图 4-7

(1)年纪大于65岁。

(2)以前曾经跌倒过。

(3)贫血或体位性低血压(姿势改变时血压会下降)。

（4）意识障碍（失去定向感、躁动混乱等）。

（5）肢体功能障碍。

（6）营养不良、虚弱、头晕。

（7）步态不稳。

（8）睡眠障碍。

（9）服用影响意识或活动之药物，可能引起跌倒的药物包括：

①精神类药物——抗抑郁药、抗焦虑药、催眠药、抗惊厥药、安定药。

②心血管药物——抗高血压药、利尿剂、血管扩张药。

③其他——降糖药、非甾体类抗炎药、镇痛剂、多巴胺类药物、抗帕金森病药。

（10）接受静脉注射（打点滴）的老年患者。

第五节　跌倒的常见情境

一、站立

静止站立时，髋关节和踝关节、眼睛和耳朵等四个平衡机制平均分摊工作，如果年纪大时每一项功能都变差一点，很可能站着站着就跌倒了！

二、走路

（1）行进：行进间的周围环境、外力和本身的因素都会发生交杂影响，产生跌倒的险情。见图 4-8。

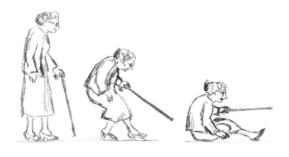

图 4-8

（2）转弯：行进间转弯时，由于双脚脚步大小是不对称的动作，如果加上身体前进的惯性和地面太滑或高低起伏等情况，很容易使老年人跌倒。

（3）上坡：常因为脚尖抬得不够高，踢到地面而跌倒。

（4）下坡：常因为脚步跟不上身体向前移动的惯性，失去重心而跌倒。

（5）上楼：常因为膝盖和脚尖抬得不够高，踢到阶梯而跌倒。见图4-9。

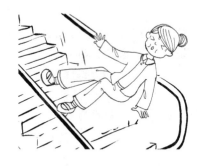

图 4-9

（6）下楼：常因为脚尖向前降得太多（跖屈）和前脚没站稳就将身体重心向前移而踩空跌倒。

（7）遇到障碍物：小的障碍物会因踩到而滑倒；膝盖以下的障碍物会因而绊倒；眼睛到头顶间的障碍物会因为没看到而撞到头而跌倒。见图4-10。

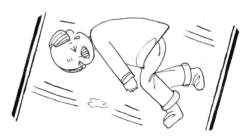

图 4-10

三、转移

（1）由坐下到站起：由坐姿站起来，会因为重心的高度、位置改变，如果静态平衡感和动态平衡感又不佳时，极容易向前翻倒。

（2）由站立到坐下：从站立到坐下时，身体重心的高度和位置会改变，加上是背对着椅子看不到目标。如果身体动作计划、静态平衡感和动态平衡感又不佳时,轻者向后跌坐到椅子上而撞到屁股,重者还没碰到椅子向后翻倒受伤!

第六节　如何测试自己的跌倒风险

所有老年人均应进行跌倒风险评估,尤其是反复跌倒者(见表 4-1)。

表 4-1　老年人跌倒风险评估表

运动	权重	得分	睡眠状况	权重	得分
步态异常/假肢	3		多醒	1	
行走需要辅助设施	3		失眠	1	
行走需要旁人帮助	3		夜游症	1	
跌倒史			用药史		
有跌倒史	2		新药	1	
因跌倒住院	3		心血管药物	1	
精神不稳定状态			降压药	1	
谵妄	3		镇静、催眠药	1	
痴呆	3		戒断治疗		
兴奋/行为异常	2		糖尿病用药		
意识恍惚	3		抗癫痫药		
自控能力			麻醉药	1	
大便/小便失禁	1		其他		
频率增加	1		相关病史		
保留导尿	1		神经科疾病		
感觉障碍			骨质疏松症		
视觉受损	1		骨折史	1	
听觉受损	1		低血压		
感觉性失语	1		药物/乙醇戒断		
其他情况	1		缺氧症	1	
			年龄 80 岁及以上	3	

最终得分:低危:1~2 分;中危:3~9 分;高危:10 分及以上。

第七节　老年人跌倒的干预措施

根据流行病学危险因素资料、老年人生理特点以及环境特点,老年人跌倒的预防可将策略措施通过个人、家庭和社区三个不同层面来实施。

一、个人干预措施

老年人可以根据评估结果,纠正不健康的生活方式和行为,规避或消除环境中的危险因素,防止跌倒的发生。具体的干预措施如下:

(1)增强防跌倒意识,加强防跌倒知识和技能学习。

(2)坚持参加规律的体育锻炼,以增强肌肉力量、柔韧性、协调性、平衡能力、步态稳定性和灵活性,从而减少跌倒的发生。

老年人体力活动的基本原则

①要使运动锻炼成为每天生活的一部分。

②参加运动前应进行健康和体质评估,以后定期做医学检查和随访。

③运动锻炼可以体现在每日生活的各种体力活动中。

④运动量应以体能和健康状态为基础量力而行,循序渐进。

适合老年人的运动包括太极拳、散步等。其中,太极拳是我国优秀的传统健身运动。研究发现太极拳可以将跌倒的机会减少一半,它除对人的呼吸系统、神经系统、心血管系统、骨骼系统等有良好作用外,还是老年人保持平衡能力最有效的锻炼方式之一。见图 4-11。

(3)合理用药:请医生检查自己服用的所有药物,按医嘱正确服药,不要随意乱用药,更要避免同时服用多种药物,并且尽可能减少用药的剂量,了解药物的副作用,切记用药后的反应,用药后动作应宜缓慢,以预防跌倒的发生。

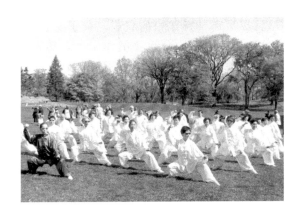

图 4-11

服用下列药物的老年人应注意的副作用：

安眠药————→头晕

止痛药————→意识不清

镇静药————→头晕、视力模糊

降压药————→疲倦、低血压（药物过量）

降糖药————→低血糖（药物过量）

抗感冒药————→嗜睡

（4）选择适当的辅助工具，使用合适长度、顶部面积较大的拐杖。将拐杖、助行器及经常使用的物件等放在触手可及的位置。见图 4-12。

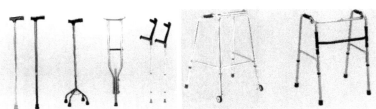

单脚手杖　四脚手杖　腋下型拐　加氏拐杖　　脚轮型助行器　　无轮型助行器
（木制或金（尖端分　杖（夹在　（用手和　（因装有小脚轮而可　（没有轮子、每向前
属制造）　为四脚）　腋下，用　前臂控　以用手推动前移的　挪动一次，就前移
　　　　　　　　　　手控制）　制）　　　设备）　　　　　　　一步）

图 4-12

（5）熟悉生活环境：道路、厕所、路灯以及紧急时哪里可以获得帮助等。

（6）衣服要舒适，尽量穿合身宽松的衣服。鞋子要合适，鞋对于老年人而言，在保持躯体的稳定性中有十分重要的作用。老年人应该尽量避免穿高跟鞋、拖鞋、鞋底过于柔软以及穿着时易于滑倒的鞋。

（7）调整生活方式：

◎避免走过陡的楼梯或台阶，上下楼梯、如厕时尽可能使用扶手；

◎转身、转头时动作一定要慢；

◎走路保持步态平稳，尽量慢走，避免携带沉重物品；

◎避免去人多及湿滑的地方；

◎使用交通工具时，应等车辆停稳后再上下车；

◎放慢起身、下床的速度，避免睡前饮水过多，以免夜间多次起床；

◎晚上床旁尽量放置小便器；

◎避免在他人看不到的地方独自活动。

（8）有视、听及其他感知障碍的老年人应佩戴视力补偿设施、助听器及其他补偿设施。

（9）防治骨质疏松：由于跌倒所致损伤中危害最大的是髋部骨折，尤其对于骨质疏松的老年人。因此，老年人要加强膳食营养，保持均衡的饮食，适当补充维生素 D 和钙剂；绝经期老年女性必要时应进行激素替代治疗，增强骨骼强度，降低跌倒后的损伤严重程度。

（10）将经常使用的东西放在不需要梯凳就能够很容易伸手拿到的位置。尽量不要在家里登高取物；如果必须使用梯凳，可以使用有扶手的专门梯凳，千万不可将椅子作为梯凳使用。见图 4-13。

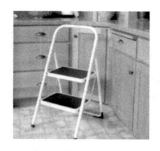

图 4-13

二、家庭干预措施

全国调查显示,老年人的跌倒有一半以上是在家中发生的,因此家庭内的干预非常重要。家庭环境的改善和家庭成员的良好护理可以很有效地减少老年人跌倒的发生。具体做法是:

(1)家庭环境评估

可用居家危险因素评估工具 HFHA 来评估,需要考虑的因素如下:

◎地面是否平整、地板的光滑度和软硬度是否合适,地板垫子是否滑动。

◎入口及通道是否通畅,台阶、门槛、地毯边缘是否安全。

◎厕所及洗浴处是否合适,有无扶手等借力设施。

◎卧室有无夜间照明设施,有无紧急时呼叫设施。

◎厨房、餐厅及起居室安全设施。

◎居室灯光是否合适。

◎居室是否有安全隐患。

(2)家庭成员预防老年人跌倒的干预措施。

①居室环境:

合理安排室内家具高度和位置,家具的摆放位置不要经常变动,日用品固定摆放在方便取放的位置,使老年人熟悉生活空间。

老年人的家居环境应坚持无障碍观念:移走可能影响老人活动的障碍物;将常用的物品放在老年人方便取用的高度和地方;尽量设置无障碍空间,不使用有轮子的家具;尽量避免地面的高低不平,去除室内的台阶和门槛;将室内所有小地毯拿走,或使用双面胶带,防止小地毯滑动;尽量避免东西随处摆放,电线要收好或固定在角落,不要将杂物放在经常行走的通道上。

居室内地面设计应防滑措施,保持地面平整、干燥,过道应安装扶手;选择好地板打蜡和拖地的时间,若是拖地板须提醒老年人等干了再行走,地板打蜡时最好选择老年人出远门的时候。

卫生间是老年人活动最为频繁的场所,也是最容易受伤的地方,因此卫生间内的环境隐患需要受到特别关注。卫生间的地面应强化防滑措施,并且一定要保持干燥;由于许多老年人行动不便,起身、坐下、弯腰都比较困难,建议在卫生间内多安装扶手;卫生间最好使用坐厕而避免使用蹲厕,浴缸旁和马桶旁应加装扶手;浴缸或淋浴室地板上应放置防滑橡胶垫。见图 4-14。

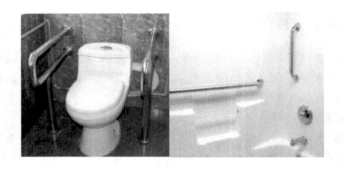

图 4-14

　　老年人对于照明度的要求比年轻人要高 2～3 倍,因此应改善家中照明,使室内光线充足,这对于预防老年人跌倒尤为重要。在过道、卫生间和厨房等容易跌倒的区域应特别安排"局部照明";在老年人床边应放置容易伸手摸到的台灯。见图 4-15。

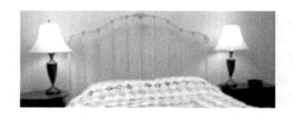

图 4-15

　　②个人生活:
　　◎为老人挑选适宜的衣物和合适的防滑鞋具;
　　◎如家中养宠物,将宠物系上铃铛,以防宠物在老年人不注意时绊倒摔跤;
　　◎没有自理能力的老人,需要有专人照顾。
　　③起居活动:如厕时要有人看护。
　　④一般预防:帮助老年人选择必要的辅助工具。
　　⑤心理干预:从心理上多关心老年人,保持家庭和睦,给老年人创造和谐快乐的生活状态,避免使其有太大的情绪波动。要帮助老年人消除如跌倒恐惧症等心理障碍。

三、社区干预措施

（1）社区街道、居委会和社区卫生服务机构应定期在社区内开展有针对性的防跌倒健康教育，提高公众对于老年人跌倒的预防意识，提高老年人对于跌倒危险因素的认识，了解跌倒的严重后果以及预防措施。尤其是对于有心脑血管疾病，骨、关节、肌肉疾病以及听力、视力减退的老年人，应更予以关注。

（2）社区街道、居委会和社区卫生服务机构应该对社区内的老年人进行跌倒风险评估，掌握具有跌倒风险的老年人群的基本信息；应该定期开展老年人居家环境入户评估及干预。

（3）社区街道和居委会组织老年人开展丰富多彩的文体活动。

（4）独居的老年人属于跌倒的高危人群，社区街道和居委会应定期访问独居的老年人。

（5）社区街道和居委会应关注社区公共环境安全，督促物业管理部门或向当地政府申请及时消除可能导致老年人跌倒的环境危险因素。见图4-16。

◎道路要平整，地面应铺设防滑砖，保持社区内地面的卫生；

◎路灯要亮，路灯损坏应及时维修；

◎尽可能在有台阶处安装扶手，保持楼道扶手干净；

◎加强社区管理，清理楼道，禁止在楼道内随便堆放杂物及垃圾；

◎雨、雪天注意及时清理路面；

◎社区加强养犬户的登记及管理，方便老年人安全出行；

◎设立预防跌倒警示牌。

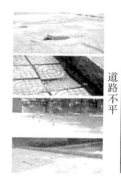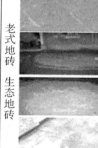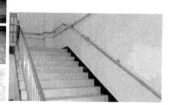

图 4-16

第八节　老年人跌倒后的处理

一、老年人自己如何起身

（1）如果是背部先着地，应弯曲双腿，挪动臀部到放有毯子或垫子的椅子或床铺旁，然后使自己较舒适地平躺，盖好毯子，保持体温，如可能要向他人寻求帮助。见图4-17。

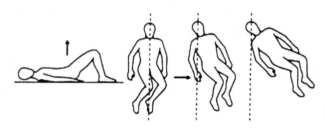

图 4-17

（2）休息片刻，等体力准备充分后，尽力使自己向椅子的方向翻转身体，使自己变成俯卧位。见图4-18。

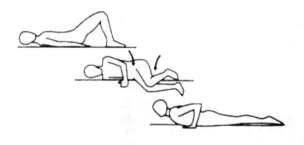

图 4-18

（3）双手支撑地面，抬起臀部，弯曲膝关节，然后尽力使自己面向椅子跪立，双手扶住椅面。见图4-19。

（4）以椅子为支撑，尽力站起来。见图4-20和图4-21。

（5）休息片刻，部分恢复体力后，打电话寻求帮助——最重要的就是报告自己跌倒了。

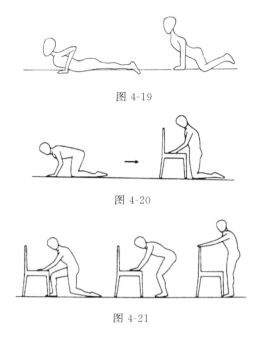

图 4-19

图 4-20

图 4-21

二、老年人跌倒的现场处理

发现老年人跌倒,不要急于扶起,要分情况进行处理(见图 4-22)。

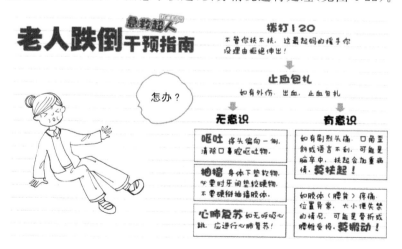

图 4-22

（一）意识不清，立即拨打急救电话

（1）有外伤、出血，立即止血、包扎。

（2）有呕吐，将头偏向一侧，并清理口、鼻腔呕吐物，保证呼吸通畅。

（3）有抽搐，移至平整软地面或身体下垫软物，防止碰、擦伤，必要时牙间垫较硬物，防止舌咬伤，不要硬掰抽搐肢体，防止肌肉、骨骼损伤。

（4）如呼吸、心跳停止，应立即进行胸外心脏按压、口对口人工呼吸等急救措施。

（5）如需搬动，保证平稳，尽量平卧。

（二）意识清楚

（1）询问老年人跌倒情况及对跌倒过程是否有记忆，如不能记起跌倒过程，可能为晕厥或脑血管意外，应立即护送老年人到医院诊治或拨打急救电话。见图 4-23。

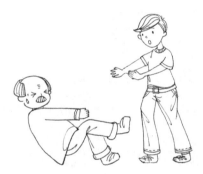

图 4-23

（2）询问是否有剧烈头痛或口角歪斜、言语不清、手脚无力等提示脑卒中的情况，如有，立即扶起老年人可能加重脑出血或脑缺血，使病情加重，应立即拨打急救电话。

（3）有外伤、出血，立即止血、包扎并护送老年人到医院进一步处理。

（4）查看有无肢体疼痛、畸形、关节异常、肢体位置异常等提示骨折情形，如无相关专业知识，不要随便搬动，以免加重病情，应立即拨打急救电话。

（5）查询有无腰、背部疼痛，双腿活动或感觉异常及大小便失禁等提示腰椎损害情形，如无相关专业知识，不要随便搬动，以免加重病情，应立即拨打急救电话。

（6）如老年人试图自行站起，可协助老人缓慢起立，坐、卧休息并观察，确认无碍后方可离开。

（7）如需搬动，保证平稳，尽量平卧休息。

（8）发生跌倒均应在家庭成员/家庭保健员陪同下到医院诊治，查找跌倒危险因素，评估跌倒风险，制定防止措施及方案。

三、如何处理跌倒后造成的损伤

（一）外伤的处理

（1）清创及消毒：表皮外伤，用双氧水清创、红药水消毒止血。

（2）止血及消炎：根据破裂血管的部位，采取不同的止血方法。

◎毛细血管：全身最细的毛细血管，擦破皮肤，血一般是从皮肤内渗出来的。只需贴上创可贴，便能消炎止血。

◎静脉：在体内较深层部位，静脉破裂后，血一般是从皮肤内流出来的。必须用消毒纱布包扎后，服用消炎药。

◎动脉：大多位于重要的器官周围。动脉一旦破裂，血是呈喷射状喷出来，必须加压包扎后，急送医院治疗。

（二）扭伤及肌肉拉伤

扭伤及肌肉拉伤时，要使受伤处制动，可以冷敷减轻疼痛，在承托受伤部位的同时可用绷带结扎紧。见图4-24。

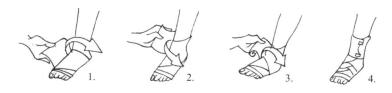

图 4-24

（三）骨折

骨折部位一般都有疼痛、肿胀、畸形、功能障碍等表现，骨折端刺破大血管时还可能会出现大出血。见图4-25。

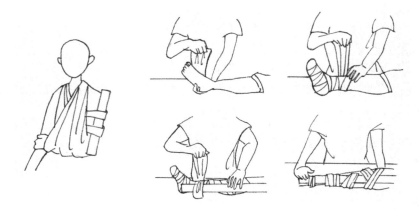

图 4-25

骨折或疑为骨折时，要避免移动伤者或伤肢，对伤肢加以固定与承托（有出血者要先止血后固定），使伤员在运送过程中不因搬运、颠簸而使断骨刺伤血管、神经，避免额外损伤，加重病情。

（四）颈椎损伤

跌倒时若头部着地可造成颈椎脱位和骨折。多伴有脊髓损伤、四肢瘫痪。必须在第一时间通知急救中心速来抢救。

现场急救时，应让伤者就地平躺或将伤员放置于硬质木板上，颈部两侧放置沙袋，使颈椎处于稳定状态，保持颈椎与胸椎轴线一致，切勿过伸、过屈或旋转。见图 4-26。

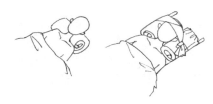

图 4-26

（五）颅脑创伤

轻者为脑震荡，一般无颅骨骨折，有轻度头痛头晕，若昏迷也不超过 30 分钟。

重者颅骨骨折可致脑出血、昏迷不醒。对颅脑创伤者,要分秒必争,通知急救中心前来及时救治。要保持安静卧床,保持呼吸道通畅。

第九节　老年人跌倒的预防

对老年人跌倒要有足够的重视,应立足于预防,预防的目的是在不妨碍老年人日常活动和自主功能的条件下尽量减少跌倒发生的危险性,由于许多因素与跌倒发生有关,故预防需从多方面考虑。

一、增加体力锻炼

活动多的老年人因跌倒引起的麻烦明显低于不活动者。增加髋部活动和做平衡体操有助于防止跌倒,一位比较健康的老年人可能会不知不觉地陷入跌倒—丧失信心—减少活动—再次跌倒的恶性循环,预防这种危险的最好办法是坚持体力锻炼和精神鼓励,平衡体操做法如下,每节体操重复做 10 次。

（1）第一节

①先用一条腿站立,然后用另一条腿站立,可用手指支撑;

②重复上述体操,每条腿站立时间为从 1 数至 10;

③重复上述体操,每条腿站立时间为从 1 数至 20。

（2）第二节

①坐在餐椅上,向左转然后向右转;

②重复上述体操,手臂外展;

③用右手碰到左足,然后用左手碰到右足。

（3）第三节

坐着从地上拾物体举起,然后放回到地面。

（4）第四节

①站着从桌上慢慢地拿起物体,放在椅子上,然后再放回到桌子上;

②重复上述体操,但是这一次是把物体慢慢地放到地面上。

二、动作调整

（1）原地转身:双脚同时脚尖抬起,以双脚跟转动 90°转身,加强踝关节机制保持平衡。

（2）行进间转弯：以小碎步转弯以避脚步不对称打滑。

（3）上坡和上楼：习惯后脚单脚站稳，前脚提膝过腰同时抬高脚尖避免踢到地面，务必前脚踩稳后才能将重心转移至前脚，再走下一步。

（4）下坡和下楼：习惯后脚站稳重心之后，再将前脚向前伸，然后由后脚膝盖慢慢弯曲来降低前脚的位置，务必以前脚脚跟先着地，当前脚踩稳之后，重心才可以移到前脚、再把后脚向前跨走下一步。

（5）行进间如果地面有障碍物、湿滑或有沙石时，采用"擦地足法"，即先一脚（例如右脚）站稳保持重心，以另一脚（左脚）脚底板平擦地面向前移动，当此脚（左脚）确实踏稳后，再将此脚（左脚）膝盖移至脚掌上方，使重心移至此脚（左脚），待站稳保持重心时，重复同一流程前脚移动下一步，可避免踢到障碍物造成的危机。

（6）由坐下到站起：以下五个流程可以避免因站不起来而用力晃身体造成向前跌倒。

脚跟碰到椅脚：确保站立的底面积够大而且重心能在脚板中间。

眼睛看到脚踝：确保身体、大腿、小腿能维持在重心线。

手扶到椅面：以免站不起来往后倒时可以支撑。

膝盖伸直：下半身先站稳，此时眼睛还是要看得到脚踝，手还是摸到椅面。

背挺直：当下半身重心、位置稳固了才能挺直上半身完成安全起立。

（7）由站立到坐下：以下五个流程可以避免过早坐下跌到地上或向后跌坐的危险。

小腿碰到椅子：确定身体与椅子的距离，确保一定能坐到椅子而不是坐到地上。

眼睛看到脚踝：确保身体、大腿、小腿能维持在重心线。

手扶到椅面：确保一定能坐到椅子和避免突然向后倒。

屁股坐稳：此时眼睛还是要看得到脚踝，手还是摸得到椅面避免突然向后倒。

背挺直：当确定下半身坐稳固了才能背挺直完成安全坐下。

三、保持良好的精神状况

社交活动多的老年人跌倒发生率明显低于社会活动少的老年人，保持旺盛的活动可预防跌倒的发生。痴呆和抑郁症患者因注意力不集中，纠正不平衡的能力降低，以及对环境产生危险感等原因，往往容易发生跌倒，动员患者参加保健班和做体操等活动,通过这些新型活动的刺激,能提高患者的注意力,有助于预防跌倒。

提高自身警觉性的措施有:

(1)预期光线会有较大改变时,先眯着眼,在光线改变处站着等 5 秒,让眼睛适应。

(2)小心外界突发状况,保持警觉。

(3)保持充足的睡眠、饮食和健康状况。

(4)衣服以方便动作为度,尽量不要拖地,鞋子不易脱落。

四、治疗相关疾病

虽然预防老年急性所致的跌倒并非易事,但有效的控制慢性病则是预防跌倒的重要措施。高血压会对小脑和大脑功能产生有害影响,往往在出现共济失调或短小步态前很久,就有平衡功能的损害,因而有效地治疗老年高血压,有利于预防跌倒的发生。

五、避免用不适当的药物

有些药物可能会引起头昏眼花的副作用,从而增加跌倒的风险。无法避免服用这些药物时,应提醒老人在服药后应多休息,并放慢脚步。

六、改善环境因素

环境危险因素对衰弱或行动不便的老年人来说是跌倒的重要原因,改进家庭的安全措施值得重视。见图 4-27。

(1)宽广的空间:将环境中的危险源移除,走道楼梯不要堆放杂物,电线要收好或固定在角落,不做门栏。室内家具的摆设位置要固定,不要经常更动,有障碍物的地方要及时清除,以利于通行,使生活空间动线流畅。

(2)合适的地板:地面高低落差不宜太大,且不要打蜡,避免铺设瓷砖或者大理石地板,也要避免使用小块的地毯,若需要则建议采用有牢固的防滑底且边缘固定的地毯。

(3)楼梯:设计楼梯时,应注意台阶面要踩得稳、阶高不要太低、扶手应抓的牢。楼梯口不要紧邻房门,楼梯和台阶要有双向扶手,阶梯高度一致,阶梯边缘有醒目标志,阶梯边缘最好加上防滑贴条,避免跌倒。

(4)适当室温:一般人在摄氏 29.4～32.2 度时是处于最机警的状态,室

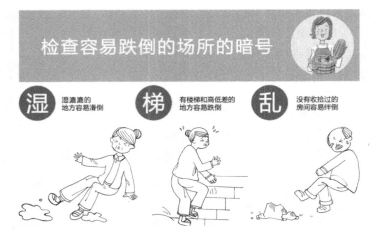

图 4-27

温太低,肢体活动度降低,容易发生活动障碍。许多老年人因为室温较低身体活动度降低,容易产生跌倒危险,所以老人的居住处室温不能太低,不要低于摄氏 24 度为宜。

第十节　预防老人跌倒必须知道的十件事

一、跌倒可以预防

实践证明,通过多学科手段,最大可降低 30%～40% 的跌倒风险。

二、服用药物后可能增加跌倒风险

日常生活中应能够读懂药物标签,了解药物的副作用。定期咨询医生,回顾您所服用药物的副作用,确定是否还需要继续服用。

三、老年人拐杖并不通用

(1)老年人应该了解自己的活动能力,有益的做法是要评估自己跌倒的风险。如果需要借助辅助器械,那就不要因为害羞或嫌麻烦而弃之不用。合适的拐杖可以帮助老年人保持身体平衡,减轻双腿负担。

（2）挑选拐杖时,应该选择握着舒适、牢靠的手柄,稳定性强、能够有效防滑的底端,适宜的长度,适中的重量。

（3）握住拐杖手柄时,前臂和上臂垂线的角度以20～30度为宜;拐杖直立,当手臂自然下垂时,手腕的高度应和拐杖的手柄高度平齐。

四、老年人选择老花镜时要验光

佩戴老花镜要经过仔细检查。验光后根据验光处方度数,来决定是否需要购买成品眼镜或定配。千万不能随意买一副就戴。配镜后每隔一两年应复查一次视力,及时根据视力变化调整镜片度数。

五、"人生难得老来瘦"不一定正确

老年人应该平衡膳食,保持适当的体重。体重指数BMI过高或过低都会增加患病的危险性。60岁以上的老年人的体质指数保持在22～24是最合适的。

BMI计算公式：

$$BMI = 体重(kg)/身高的平方(m^2)$$

六、昏暗灯光适合老人并不正确

老年人视力会下降,所以应确保房间照明使用60W以上或者相等亮度的灯具。要随时更换坏灯泡,并给灯泡加上灯罩,以防眩光影响老年人视力。

七、老人家中座椅或沙发并非越软越好

软椅子或软沙发会造成肌肉劳损,而且起立时对老人来说比较困难。沙发高度应使坐下时大腿和小腿间的角度不小于90°为宜。

八、老人淋浴间或马桶边需安装扶手

老年人使用的卫生间、淋浴间应有扶手等借力措施。建议在淋浴间地面和浴缸放置防滑垫,最好在淋浴间门口再放置一块吸水的防滑布。老年人洗澡时最好使用防滑冲凉凳,将洗漱用品放在伸手可及的地方。如果盥洗室经常有水溅到地面,应更换水龙头或给水龙头安装滤网。

九、老年人跌倒后不应马上被扶起

看见老年人跌倒在地,不要急于扶起。首先观察老年人的表情和神态,同时呼喊老人的姓名,判断老人是否有意识。根据严重程度,采取相应的处置措施。

十、老人不应担心跌倒而减少日常活动

跌倒后的恐惧心理可能会降低老年人的活动能力,使其活动范围受限,生活质量下降。而适度、有序、安全的运动能够改善心肺功能,减少患慢性病的机会;能够帮助保持合适的体重,强健骨骼和肌肉,预防骨质疏松;能够改善身体灵活度,提高平衡能力,是预防跌倒的有效方式。

第十一节　提高平衡能力的"小招式"

一、金鸡独立

睁眼或闭眼,双手叉腰,一腿弯曲,一腿站立尽可能长的时间。也可以两腿轮流做单腿跳跃,以增强腿部力量。每天早晚各跳 10 分钟(每次跳 20 个,两次之间休息 30 秒钟)。见图 4-28。

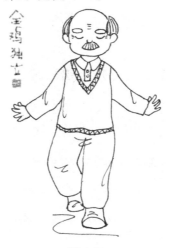

图 4-28

二、"不倒翁"练习

挺直站立,前后晃动身体,脚尖与脚跟循环着地以锻炼下肢肌肉,达到控制重心的目的。见图 4-29。

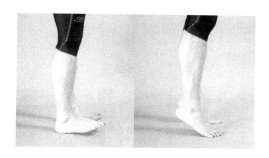

图 4-29

三、坐立练习

站在椅子前反复缓慢起立坐下,坐立练习时可以将一个纸盘放在头顶上,尽量保持不掉下,以增强平衡性。见图 4-30。

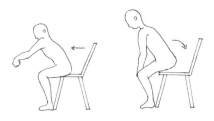

图 4-30

四、沿直线行走

画一条直线,向前迈步时,把前脚的脚后跟紧贴后脚的脚趾前进,步行的轨迹尽量和直线重合。在向前行走到 10～20 步后,把身子转过来按照同样的方式走回去。行走时,可以将一个纸盘放在头顶上,尽量保持不掉下,以增强平衡性。见图 4-31。

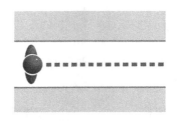

图 4-31

五、侧身走

俗称"蟹步",顾名思义,就是像螃蟹一样横着走。见图 4-32。

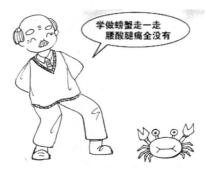

图 4-32

六、倒着走

找一块平坦的空地作为练习场所,倒着走并尽量保持直线。见图 4-33。

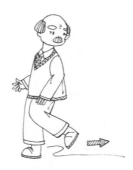

图 4-33

第五章　老年人的肥胖问题

最近的几十年来,随着社会经济的快速发展,可供人们选择的"低成本食品"(即所谓的可口、便捷但不健康食物)不断丰富;同时,随着社会生产水平的提高,许多我们日常生活及工作中传统的体力活动正逐渐被简化、替代,如果缺乏科学合理的运动、饮食及生活方式管理,肥胖将会不期而至、如影随形。

肥胖包括单纯性肥胖和继发性肥胖。其中前者所占比例高达99%,继发性肥胖仅占1%。所谓"单纯性肥胖"是指目前还没有找到具体原因的肥胖,这类病人往往全身脂肪分布比较均匀,大多没有内分泌紊乱现象,也无代谢障碍性疾病。医学上也把它称为原发性肥胖,可能与遗传、饮食和运动习惯有关。而"继发性肥胖",则是指由于其他健康问题所导致的肥胖,也就是说这一类型肥胖是有因可查的。人们体内的下丘脑、垂体、甲状腺、肾上腺和性腺如果发生病变,都有可能导致肥胖发生。

事实上,无论是哪种肥胖其本身就是一种慢性疾病,长期的单纯性肥胖,也几乎总会伴随着糖尿病、高血压、冠心病、胃食管和肝胆疾病、骨关节病等等多种疾病,甚至是残疾的出现。此外,肥胖还有可能带来社会偏见,并因此而导致抑郁、社会活动参与不足等社会心理问题,对于老年人来说尤为严重。

第一节　肥胖发生的机制

人类对肥胖机制的探索已超过千年。关于单纯性肥胖的病因却尚不明了,可能是包括遗传和环境因素在内的多种因素相互作用的结果。但不管原因为何,单纯性肥胖的发生肯定是摄入的能量大于消耗的能量所致。

近年来,科研人员似乎有了一些新的收获。大量与肥胖有关的遗传及生理学因子被相关科研者们发现,并因此而开展了大量的基础和临床观察。

或许,其中的一些研究结果会给憎恨肥胖的人们带来新的希望;而或,一些欣然把肥胖当做一生挚友而不愿采取减肥措施的淡定的胖子们,也能从中找到理直气壮的借口:肥胖并不是我的错,许多东西我们无法掌控!

好吧! 如果你对肥胖相关的基础研究有足够关注的话,你应该听说过——瘦素。这是20世纪90年代的发现。顾名思义,似乎一旦我们的身体拥有足够的瘦素,体内的体重调节机制会更趋向于减轻体重,可试验结果却不尽让人满意。研究者通过技术手段制造了瘦素遗传缺陷的小鼠。的确,起初的结果正如事先预料,这些小鼠出现了严重的肥胖,随后给予的瘦素治疗,也让它们的代谢和体重恢复了正常。但研究者同时发现,人类罕见瘦素缺乏! 因而,对人进行额外的瘦素补充,大多不能产生明显的体重减轻效果。尽管如此,瘦素的发现还是为肥胖治疗提供了新的思路,有关它的争论和研究也远未停止。

正如人们猜想的那样,研究者发现,人类的每一个个体在摄食、脂肪储存和能量消耗等环节,有着明显的调节和控制差异。而这种差异,从新生命诞生开始就存在于每个人的基因里。换句话说,你胖或不胖,起决定性作用的是遗传控制因素,在这个因素面前,你没有主动控制权。

从地球上出现人类开始直到今天,世界上仍有许多人每天要面对饥荒。因此,人类身体机能进化过程中有一种自然的保护反应,那就是我们体内参与能量代谢的神经、体液调节系统接受的指示信号总是更多倾向于保持体重! 一旦我们的身体已经有一段时间处于肥胖状态,而我们的身体调节系统也适应了肥胖以后,我们好不容易通过各种手段减轻的体重,将会引起血清胃饥饿素水平升高,只有进食才能对抗胃饥饿素带来的对食物的欲望。这或许就是许多肥胖患者减肥困难,难以控制进食欲望的重要原因吧!

当然,研究者们也找到了胆囊收缩素、5-羟色胺、促肾上腺皮质激素释放激素等等可以引起饱足感和摄食减少的激素,还有胰岛素、雌激素、褐色脂肪组织等等可能影响脂肪合成、分解或储存的因子。如何让这些因素相互制约,达成人们想要的平衡,或许关于肥胖真正的原因就隐藏其中。

第二节　肥胖的定义

大家都知道当我们的机体长期处于能量摄入大于消耗的不平衡状态中,身体就会因过量脂肪堆积而发生肥胖。那么,医学上究竟是怎样定义肥胖的呢？

一、体重指数

对于大多数人而言,目前最常用的评估指标是体重指数(BMI)。BMI：$<18.5 \mathrm{kg/m^2}$ 者为体重过低,$18.5 \sim 23.9 \mathrm{kg/m^2}$ 为正常范围,$\geqslant 24 \mathrm{kg/m^2}$ 为超重;$\geqslant 28 \mathrm{kg/m^2}$ 为肥胖。这个评估标准因不同国家和人种而略有不同。但应注意的是,BMI能够提示特定身高是否超重,但无法区分超重是由脂肪增加引起还是肌肉或者其他组织增多引起。想象一下,两个同样身高、体重、BMI的成年人,他俩中或许有一位是体型完美、肌肉丰满的健美运动员,而另外一位则是大腹便便,体型臃肿的肥胖患者,这完全是可能的。正因为如此,用BMI定义人是否肥胖并不十分准确,还需要结合皮褶厚度、生物电阻抗、双能X线吸收法等一些体脂评价方法,才能客观准确地判断一个人是否真正的肥胖。

二、理想体重

另一种常用的评估方法是理想体重(IBW)计算。IBW(kg)＝身高(cm)－105 或 IBW(kg)＝[身高(cm)－105]×0.9(男) 或 0.85(女),如果被检者实际体重超过标准体重的 20% 则判定为肥胖,但必须排除肌肉发达或水分潴留因素。

三、脂肪分布特点

按照脂肪在身体不同部位的特殊分布,肥胖又可以分为腹型肥胖和臀型肥胖两种。腹型肥胖通常又称为中心性肥胖(女性腰围$\geqslant 85 \mathrm{cm}$,男性腰围$\leqslant 90 \mathrm{cm}$)、这一类型还有诸如男性型肥胖、内脏型肥胖、苹果形肥胖等不同的习惯性称呼。顾名思义,这种人脂肪主要沉积在腹部的皮下以及腹腔内,四肢则相对较细。臀型肥胖者的脂肪主要沉积在臀部以及腿部,又称女性型肥胖或梨形肥胖。根据医学界的观察,腹型肥胖患糖尿病及冠心病等并发症的危险要比臀型肥胖大得多。我们常用"腰臀比"来评价这一健康风险,分别测量下自己的腰围和臀围,如果腰臀比女性超过 0.85,男性超过0.95,健康风险就大为增加了。

四、相关检查

如果你通过上述的方法进行简易评估后发现自己超重的程度已经够上肥胖了，那么，从对自己负责任的角度来看，到医院进行以下一些项目的化验检查就很有必要了。

（1）血脂检查：包括胆固醇、甘油三酯、高密度脂蛋白测定。

（2）血糖检查：包括葡萄糖耐量试验，血胰岛素测定。

（3）脂肪肝检查：B超、SGPT。

（4）水代谢检查：抗利尿激素测定。

（5）性激素测定：雌二醇、睾酮、FSH、LH。

（6）检查血皮质醇、T_3、T_4、TSH等，用以除外间脑性、垂体性、肾上腺皮质功能、甲状腺功能和自主神经紊乱等。

注意：由于肥胖症引起的一系列内分泌功能障碍也可引起上述检查不正常。

第三节　肥胖相关疾病

最新的数据显示，在美国，肥胖和久坐的生活方式被认为是导致可预防性死亡的第二大诱因，并可能在下一个十年超过吸烟成为第一诱因。不得不说的事实是，肥胖症患者的预期寿命比体重正常者少7年。再提几个方面令人不安的数据吧：大约80％的Ⅱ型糖尿病与肥胖相关，BMI为35kg/m^2的人进展为糖尿病的风险是BMI为22kg/m^2的人的61倍。有研究表明，超过25％的高血压病发生可用肥胖解释，而体重降低10kg可降低10mmHg血压。肥胖症患者的内脏脂肪含量（尤其是腹型肥胖）是冠心病的关键风险所在，肥胖会通过提高血清LDL胆固醇含量和降低HDL胆固醇含量增加人们罹患心血管病的风险。除此之外，肥胖相关的疾病还包括阻塞性呼吸暂停综合征、胃食管反流、胆结石、胆囊炎、脂肪肝等。许多肥胖患者最开始求助医生的原因就是逐渐加重，直至影响日常活动的负重关节疼痛，常见于膝、踝、髋、足等部位。

第四节　肥胖的治疗

在决定执行一系列长期、严格的减重计划之前，让我们一起看看肥胖者体重减轻10%后将获得的益处吧。当然，我们不应该操之过急，我们需要耐心的花上4～6个月时间达成减重10%的第一个目标。

血压	血脂	糖尿病前期	糖尿病
高血压病患者收缩压和舒张压降低10mmHg（相当于多数高血压病治疗药物的效果）	总胆固醇降低10% LDL胆固醇降低15% 甘油三酯降低30% HDL胆固醇提高8%	空腹血糖或使用胰岛素2小时后血糖降低超过30% 胰岛素敏感性提高超过30% 糖尿病发生率降低40%～60%	新诊断患者空腹血糖降低50%

肥胖的治疗以饮食、行为和运动综合疗法为主，必要时要辅以药物或手术。毫无疑问，运动、节食及改变生活方式是肥胖管理和治疗的三个基本要素和首选方法。只注重其中的一个要素，往往不能对肥胖产生良好的疗效。通过大量对远期疗效的观察，我们可以很确定地告诉肥胖的人们，运动、热量限制、生活方式改变及某些情况下减重药物和手术的联合干预是目前能够选择的疗效最佳的肥胖治疗组合方式。

一、医学营养治疗

建议采用低热量、低脂肪饮食。减重期要保持每日摄入的热量低于生理需求，达到一定程度负平衡，只有这样，才能达到燃烧体脂的目的；膳食中脂肪热量约为糖和蛋白质的两倍，而且降低胆固醇摄入有益于心脏健康，因而我们推荐减肥膳食为低脂肪饮食。

高蛋白低糖膳食近年来受到一些机构和肥胖者的青睐，其原因是糖摄入的减少可增加脂肪的利用因此提高了减肥速率。近期减肥饮食研究的另一个热点是使用结构化的膳食替代品，这些膳食替代品含有更高的蛋白质含量以提高食欲和减少零食摄入，同时联合使用运动、改善生活方式，可以提高体重减轻的程度和维持更长的减肥效果。

在减重后的维持期，我们要保持饮食结构合理，需采用混合的平衡饮食，糖类、蛋白质和脂肪提供能量的比例，分别占总热量的60%～65%、15%～20%和25%，含有适量优质蛋白质、复杂糖类、足够新鲜蔬菜（400～500g/d）和水果（100～200g/d）、适量维生素和微量营养素。避免油煎食品、方便食品、快餐、巧克力和零食等，少吃甜食、少吃盐。适当增加膳食纤维、非吸收食物及无热量液体以满足饱腹感。

二、行为治疗

个人的、单枪匹马式的减肥计划常常不能获得成功。其根本原因很可能是这些肥胖者没有得到行为指导。通常，只有频繁接受以减肥支持和维持为目的的心理支持才能促成一个系统减肥计划的成功实施。具体方法包括定期的自我评价、问题的及时解决和减肥教育等。

参加治疗小组会提高成功的概率，个人行动则更需要采取定时电话、网络随访来不断强化患者对肥胖及其危害性的正确认识从而坚持治疗，患者可以用书写减肥日记的形式及时分析、总结；纠正不良的饮食及生活习惯。家庭、朋友、同事应给予肥胖患者足够的支持以帮助其保持减肥动机、完成治疗目标。通过行为治疗，患者可认知重组，克服沮丧、害羞、破罐子破摔等心理问题，增强自信心。

三、体力活动和体育运动

增加体力活动和坚持运动有利于避免超重和肥胖，而且会在心血管功能和其他功能上表现出明显的改善。但必须很清楚的是，单纯运动并不能长期有效地维持减重效果，一定要与饮食治疗和其他减肥治疗手段配合才能得到长期并且满意的体重控制。关于活动量或运动量则应因人而异，采取循序渐进的方式。活动或运动方式应以简单易行为主，结合个人爱好，并应尽可能避免运动损伤而导致运动无法顺利维持。

四、药物治疗

人类采用药物减肥已有超过百年的历史。最早宣传并使用的药物是甲状腺提取物，但服用后肌肉丢失超过脂肪并可能造成甲状腺功能减退，这种药物已不再用于减肥。

（1）苯丁胺（芬特明）是美国最常用、也是最便宜的减肥药，它主要通过抑制食欲达到减重目的，主要不良反应包括口干、焦虑和心悸。

（2）奥利司他 1999 年为美国 FDA 批准使用的非处方药，是一种肠道脂肪酶抑制剂，能使脂肪吸收减少 30%，服用者每日可减少 180 千卡的热量摄入，该药不被胃肠道吸收，服用者进食高脂膳食时会出现胃肠胀气和脂肪便。

（3）其他减重辅助用药还包括二甲双胍、α-糖苷酶抑制剂等。2012 年，美国 FDA 批准了 Qsymia 和氯卡色林两种减肥新药，还有一批正在等待批准。

或许，我们应该期待，控制体重会像打开水库的闸门泄洪一般的直接、显效和迅速。但在此之前，运动、节食及改变生活方式仍然是肥胖管理和治疗的 3 个基本要素和首选方法。

五、外科治疗

外科减重已有超过 50 年的历史，腹腔镜技术的引进使肥胖患者在 18 个月内减重能超出体重 1/3。如此程度的减重大大改善了严重肥胖患者的身体状况，其预期寿命显著延长。目前采用的腹腔镜可调胃束带术，其原理非常简单，手术依靠可调式束带，有效地降低胃的容积来引起患者饱腹感，由此达到减少热量摄入的目的，对于较轻程度的肥胖患者更为安全。

手术治疗肥胖的指征包括：

（1）患者为病态肥胖，BMI 超过 $40kg/m^2$；

（2）BMI 为 $36\sim40kg/m^2$，同时有严重与肥胖相关的疾病；

（3）严重肥胖至少存在 5 年以上，非手术治疗不能使体重减轻者；

（4）无酒精中毒和重大精神病史。

六、运动处方

1. 运动方式

应以有氧运动为主，与其他可选择的运动方式相比，有氧运动消耗热量最多，是每周消耗 2500～2800 千卡热量的首选运动方式。而力量运动一般在有氧运动达到每周热量消耗标准后 1～2 个月才考虑进行。

有氧运动可以划分为负重运动和无负重运动。在负重运动中，步行是最佳的有氧减重运动方式。步行的优点包括方便易行，无须经过特殊技巧训练或借助器械,地点的选择性大,公园、广场、学校、安静的小路、健身中心都能进行。通常人们步行时不必过于专注于动作,因而也安全和方便。其他负重运动还包括跑步、骑自行车、爬山、游泳、健美操、交际舞、球类活动等。选择运动要根据个人的身体健康情况,选择个人喜欢、有兴趣的运动项目,而且最好是能够终生都可以坚持下去的运动项目。无负重运动包括固定式、卧位式自行车、座位脚踏仪和水中运动等等,需要肥胖者根据自身身体状况进行选择。

2. 运动强度

运动强度过大时,运动所消耗的能源物质并不是脂肪,而主要是磷酸原和糖类物质。而运动强度过小时,机体消耗的热量不足,也达不到动员脂肪的效果。所以,减肥应多选择长时间、中小强度的运动,若以心率为判定指标,运动中应将心率控制于本人最大心率的 60%~80%。最初开始运动时,强度可以稍小些。

3. 运动持续时间

以中小强度进行锻炼时,运动的时间要足够长,一般每日运动的持续时间应达到 60 分钟。当然,每日运动时间是逐渐延长至 60 分钟的,以患者能够接受并能坚持每日运动为目的。很高兴地告诉大家,将一天的总运动时间分成几部分完成取得的运动减重效果与一次完成是完全等同的。除了完成每日运动时间以外,肥胖者还要尽可能地采用一切方法来增加运动量,例如上下班时提前 1~2 站下公交车,选择步行去超市购物等等。

4. 运动时间的安排

运动时间的安排对控制体重和脂肪的消耗有影响。在晚餐前 2 小时进行运动比在其他时间运动能更有效地去除脂肪。如果条件允许,最好安排在 16~18 点进行,因为此时人体能量代谢率最高,人体单位时间内产生的热量最多,运动能消耗更多的热量;而且在运动后的一两个小时内食欲会有所下降,这样晚餐就不会吃的过多。另外,人在一天之中代谢过程由强到弱,如果在晚餐前进行锻炼就会加强体内的代谢过程,在晚上和夜间能够代谢消耗更多的热量,从而减少脂肪的形成。

5. 运动频度

每周至少运动 3 次。为了提高减肥效果,运动频率可适当加大,每周锻炼 4~5 次或坚持每天运动,逐渐形成运动习惯化,但这要依据个人身体状况和运动量的安排而定。

第六章 慢性疼痛问题

国际疼痛研究协会将疼痛(pain)定义为伴随着组织损伤或潜在的组织损伤,并与这种损伤有关的不愉快的感觉和情绪体验,疼痛是身体局部或整体的感觉。

疼痛是人类健康的常见的问题,也是临床多学科面临的医学难题之一,国际疼痛研究协会(IASP)指出:"疼痛是第五个生命体征,与血压、体温、呼吸、脉搏一起,是生命体征的重要指标。"它的分类主要为:

(1)急性疼痛是大多数物种对内、外界有害刺激所产生的基本反应。这种疼痛有生理性的保护作用,是对组织损伤的一种逃避性反应,急性疼痛常为自限性,随着伤害性刺激的减小,疼痛可以减轻,这种疼痛持续时间短,一般不超过 3 个月,如未接受有效的治疗,可转变为慢性疼痛。

(2)慢性疼痛是一种持续的病理过程,是疾病或损伤恢复期过后仍持续出现的疼痛。慢性疼痛比急性疼痛复杂,对人的身心健康有危害性,临床症状常与自主神经功能表现有关,持续时间可达 3~6 个月以上。

(3)顽固性疼痛:三叉神经痛,疱疹后遗神经痛,椎间盘突出症,顽固性头痛。

(4)癌性疼痛:晚期肿瘤痛,肿瘤转移痛。

(5)特殊疼痛类:血栓性脉管炎,顽固性心绞痛,特发性胸腹痛。

第一节 慢性疼痛的简述

一、慢性疼痛的概念

慢性疼痛是一种综合征,它的发生通常预示人体体质下降或其他部位可能出现健康危机。

由于它的发作给患者带来的痛楚,会使人出现睡眠紊乱、食欲缺乏、精神崩溃甚至人格扭曲和家居不宁等后果,致使不少病人因无法忍受长期的疼痛折磨而选择自杀。对老年人的生活和生命质量产生严重影响。在2002年8月第10届国际疼痛大会上,与会专家达成基本共识"慢性疼痛是一种疾病"。

二、慢性疼痛的主要病因

(1)神经性疼痛:神经源性疼痛是中枢或周围感觉神经损伤所致。

(2)组织损伤疼痛:各种损伤刺激、炎症性和无菌性炎症性。

(3)心理性疼痛:在受过严重的精神创伤后,患者可能会将精神创痛错误地当作为躯体上的病痛。

(4)癌性疼痛:指癌症、癌症相关性病变及抗癌治疗所致的疼痛,是癌症患者常见的症状。

疼痛程度的评定如图6-1所示。

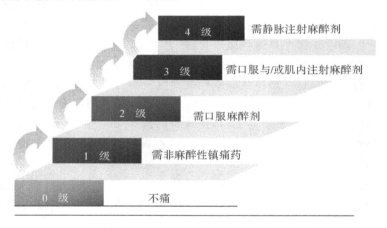

图 6-1

三、慢性疼痛的病理机制

软组织损伤后小血管和毛细血管的血液外溢后滞留周围的组织之间,通过长时间的代谢,其他物质,如水被吸收,而剩下的红细胞则长期滞留,其结果,因身体条件的改变而出现变化,或是在变化过程中,或是在变化后的物质产生了对感受器的刺激。慢性疼痛就是对疼痛感受器刺激的结果,所以出现损伤处的疼痛。红细胞发生变化,不是直接损坏其他组织,只是刺激人体皮肤上和其他组织上的感受器，主要是皮肤上的丰富而敏感的感受器。这种刺激不光是刺激痛感受器，也会刺激其他感受器。另一方面，软组织损伤造成的小血管和毛细血管损伤之后，虽然得到修复，但部分修复后的血管仍然没有恢复正常功能，在血管内滞留瘀血，影响周边组织的新陈代谢。

四、慢性疼痛包含的疾病

由于未发现损伤病之前，人们并不明白慢性疼痛的病因和疾病性质，给发生在身体各个不同部位上的损伤病命名了各种不同的病名。这些病名有肱骨内上髁炎、肱骨外上髁炎、肩峰下滑囊炎、项背筋膜炎、冈上肌肌腱炎、肩关节周围炎、前斜角肌综合征（颈肋综合征）、肱二头长肌腱腱鞘炎、血管性头痛、神经性头痛、偏头痛、眶神经痛（眉棱骨痛）、三叉神经痛、颈椎增生及颈椎病、落枕、肩周炎、急性腰扭伤、臂丛神经炎、肋间神经痛（胁肋痛）、慢性腰肌劳损、腰脊肌筋膜炎、胸廓出口综合征、膝关节骨性关节炎、髌骨劳损、股骨坏死、腓肠肌痉挛（转筋）、不安腿综合征、坐骨神经痛等。将乳房部位的疼痛误认为是乳腺病疼痛、将小腹部位的疼痛误以为是痛经病。还有未经验证的其他病名，新的病名也在出现，如"慢性盆腔疼痛综合征"、"滑肋综合征"，中医称之为风湿和痹症诸病疼痛。

五、目前对慢性疼痛的认识

在还不了解损伤病之前，对慢性疼痛一般认为是神经的疾病或其他组织的疾病，误识最多的是骨骼和关节。中医甚至认为慢性疼痛为风寒湿三气所为。将同一种病而因部位不同而给出不同的命名，有的甚至分别编入各个不同的科目中加以讨论和治疗。如坐骨神经痛、三叉神经痛、偏头痛放在内科的神经系统疾病里，骨关节炎放在内科的风湿性疾病里，而颈椎病、肩周炎等放在外科的运动系统疾病里。一些报纸杂志对个别位置的慢性疼痛的谈论，也多带臆想，讲三叉神经痛为"带电的脸"，说是血管压迫面神经和三叉神经。在各类报道中慢性疼痛的治疗基本都是非病因治疗，所谓"治愈"的报道只是症状暂时消失。身体各处发生的慢性疼痛，检查不出病时，就以为无病。

对损伤病的疼痛感觉在深度上的错位特异性缺乏认识，身体不少部位的慢性疼痛，因位于某内脏器官之邻或骨骼之处，一般以内脏器官病或骨骼病治疗，给患者带来不应有的经济负担和新的身体损坏。

第二节　慢性疼痛引起的后果

一、生理功能障碍

（1）睡眠：疼痛多以弥漫性疼痛为主诉，也有表现为阵发性疼痛或持续性疼痛，影响睡眠质量。

（2）运动功能障碍：原发病所致的运动障碍，也可由于疼痛采用不良姿势和活动减少，随时间增加导致关节僵硬及肌肉挛缩，重者造成运动功能障碍。

（3）心肺功能下降：疼痛、运动能力下降，进而使心肺功能适应性下降。

（4）结构异常：原发病损害和疼痛导致组织器官结构异常，实验室或影像有异常改变。

二、心理功能障碍

慢性疼痛使患者长期承受着生理和心理的痛苦，可导致沮丧、抑郁、焦虑的负面情绪甚者绝望的心理问题。

三、日常生活能力障碍

疼痛、运动功能障碍和肢体畸形严重者，会影响患者的日常生活能力。

四、职业及社会参与能力受限

疼痛、心理功能障碍、运动功能障碍和肢体畸形等会影响患者的工作能力和社会交往等能力。

由于疼痛、心理障碍、运动功能障碍等导致患者不能或没有兴趣参与家庭和社会活动，也不能发挥自己应有的责任和义务，社会参与能力明显下降。

第三节　慢性疼痛的康复治疗

一、慢性疼痛康复治疗的概述

（1）目标：镇痛，减少或不用镇痛药，提高日常生活活动的独立性，使患者重新适应家庭、职业和社会活动能力，提高生活质量。

（2）原则：依据病因和康复评定为基础，制定以物理治疗为主的综合康复治疗方案。控制原发病，达到镇痛目的。

二、慢性疼痛康复治疗的方法

慢性疼痛的康复治疗方法主要为：物理因子疗法、运动疗法、生物反馈治疗、心理认知疗法、作业疗法、康复辅具治疗、传统医学疗法、神经阻滞治疗、药物治疗、手术治疗和健康教育等。

（一）物理因子治疗

1. 适应证

（1）退化性病及无菌炎性痛：对颈椎病、肩周炎、椎间盘病变、腰背部及下肢疼痛、骨性关节炎、纤维肌痛、肌筋膜疼痛综合征等。

（2）神经痛：头痛、带状疱疹及其后遗神经痛、三叉神经痛、坐骨神经痛、幻肢痛、交感神经痛、中枢性疼痛、外周神经痛、神经炎或神经损伤等。

（3）癌性疼痛：各种癌症晚期多有难以忍受的疼痛，物理疗法、神经阻滞疗法、神经损毁或手术等疗法，以及三阶梯癌痛用药，对缓解患者由癌痛以及癌症引起的恐惧、焦虑、忧郁等不良情绪，均可有积极效果。

（4）其他疼痛：①感染性疼痛，如胰腺炎、外耳道炎、盆腔炎、乳腺炎；②风湿免疫性疾病，如类风湿关节炎、痛风、强直性脊柱炎等；③各种急慢性创伤性疼痛，如肌肉或韧带损伤；④内部脏器痛；⑤手术后疼痛；⑥外周血管病型疼痛等。

2. 禁忌证

（1）急性疼痛未经确诊者。

（2）有严重的出血倾向者。

（3）严重的心功能衰竭者。

（4）佩带心脏起搏器者。

（5）孕妇，皮肤病，颈动脉区慎用。

3. 高频电疗法

对一些慢性疼痛性疾病均有较好治疗效果，具有改善局部血液循环及组织代谢，增加局部营养和抗病力，加速致痛物质的排除等作用。

（1）超短波疗法：电极放置疼痛局部对置或并置，微热量或无热量，每次15分钟，每日1次，10～15次为1疗程。

（2）毫米波疗法：毫米波局部治疗，每次20分钟，每日1次，10～15次为1疗程。

4. 低、中频电疗法

通过神经、体液、内分泌等生理生化作用，加速致痛物质和致痛的病理代谢产物排出，增加局部营养和免疫功能、改善局部的代谢和内环境，镇痛效果可持续。

（1）经皮神经电刺激疗法（TENS）：也称周围神经粗纤维刺激疗法。

（2）脊髓电刺激疗法（SCS）：用导管针在相应的脊髓脊节的硬膜外间隙安装电极，导线引出体外，硬膜外弱电流刺激可兴奋后索的神经纤维，抑制痛觉的传入而镇痛。

（3）等幅中频电疗法：有促进血液循环、解痉镇痛、松解粘连、消散慢性炎症和硬结、调节神经功能等作用

5. 超声波疗法

通过使用高频率声波作用于局部组织，使组织深部产热，使深部肌肉、关节囊、肌腱产生热缓解疼痛；超声波还有微细按摩作用、增加局部组织血液循环和改善细胞缺血缺氧状态，能使坚硬的结缔组织延长、变软，使粘连组织松解等。采用脉冲方式局部治疗疼痛，强度用无热量或温热量，每次8～10分钟，每日1次，10～15次为1疗程。

6. 激光疗法

局部激光镇痛治疗，镇痛机制可能是激光启动了脑内的某些镇痛结构，阻止了痛信号的上传和改善了局部的内环境，使局部血循环增加及致痛物质减少和化学镇痛物质增加等。半导体激光疗法：痛点局部照射治疗，强度200～350MW，每日1次，每部位5～8分钟，5～10次为1疗程。

7. 磁疗法

磁疗对创伤性疼痛、癌性疼痛、神经性疼痛及炎性疼痛均有较好的镇痛效果。镇痛机制主要是磁场降低了感觉神经对外界刺激的反应,减少了疼痛感觉的传入,磁疗还有镇静、消炎、消肿作用。两个磁头于病灶处对置,频率 40~60 次/分钟,磁场强度为 0.6~0.8T,每次 20 分钟,10~15 次为 1 疗程。

8. 温热疗法

主要通过蜡疗和水疗等使局部温度上升,通过神经、生化和内分泌作用缓解疼痛,温热增加胶原组织伸展性,减轻痉挛,可提高运动训练的效果,使患者舒适地耐受运动训练或手法治疗。蜡疗法是一种利用加热的蜡敷在患部,还可将患部浸入蜡液中的理疗方法。每次 30 分钟,每日 1 次,10 次 1 疗程。

9. 冷疗法

用温度在 10℃ 以下时的冷疗方法,寒冷可使神经传导速度下降,使疼痛得到缓解。方法:局部冷敷 5~10 分钟,每日 1~2 次,5~10 次即可。但应注意温度不能过低,以免发生冻伤。

10. 音乐治疗

通过聆听、欣赏乐曲,引起人体心理生理状态改变,从而达到疼痛治疗的目的,可作为综合治疗慢性疼痛的方法之一。

11. 牵引疗法

牵引疗法主要用于脊柱和关节疾病,如可使脊柱椎间隙和椎间孔得以增宽,从而减轻神经根受压。牵引的体位、重量、频率因疾病性质及部位而有所不同。

(二)运动疗法

运动疗法包括手法治疗、局部运动治疗和整体运动。

(1)手法治疗。根据引起疼痛的具体情况,使用相应的治疗技术对软组织、关节及肌肉行徒手手法治疗,减轻患者疼痛。

(2)局部运动治疗。通过合适的肌力训练,平衡、协调及柔韧性训练,改善运动功能,缓解疼痛。

(3)健身锻炼。主动锻炼是慢性疼痛康复治疗的基本方式,最好选择集体运动的方法(如徒步、瑜伽、健身操、街舞、羽毛球、游泳、医疗体操和太极拳锻炼等),一起活动或锻炼便于交流和分享运动训练的经验,相互鼓励而易坚持。

(三)生物反馈疗法

生物反馈疗法是控制论的反馈原理在人体的应用。它是通过再学习或训练来调整人体的内环境,改善身体内部调节机制。最大优点是医患共同参与,有助于调动患者积极性。应用生物反馈治疗慢性疼痛,是通过具体的训练,让患者学会自我控制,以改变病理过程,达到自我控制情绪、疼痛康复的目的。

(四)心理认知疗法

心理认知治疗是综合治疗方法中的一个重要组成部分,认识疼痛的主观性,尊重患者评价自身疼痛的权利,关键是帮助他们正确认识和对待自己的病情,改变患者对疾病不符合实际的目标和不正确的想法,使患者相信疼痛是可治愈的,积极主动参与治疗。

1. 认知行为疗法

(1)行为疗法。避免患者对疼痛的诉说,修正痛苦表情和不良的保护性动作与行为,鼓励患者增加一些体力活动,将药物用量减到最低限度,以减轻痛行为和药物成瘾。

(2)行为重塑。重塑正常行为,鼓励患者按计划做能够达到的积极行为目标,并给予赞扬鼓励,这样新的行为被强化,不良行为则被削弱。

2. 放松疗法

(1)对照法,也称渐进放松法。它通过对肌肉进行的反复"收缩—放松"的循环对照训练,使被试者觉察到什么是紧张,从而更好地体会到什么是放松的感觉。

(2)直接法。在安静的环境和舒适的体位下进行,闭上眼睛,静听或默诵暗示性的指导语,以平静的心情,缓慢而逐步地从头部或足部开始体验各部位的放松感、沉重感、温暖感、呼吸放松、心脏放松、脊柱、腹部及胸腔脏器以及五官各部位逐渐地放松。患者会感到心情轻松平静,全身感到安宁、舒适和放松,有一种内在的平静,结束时深吸一口气,然后慢慢地睁开眼睛。

3. 集体治疗

利用集体的相互影响,给患者提供与人交流的机会,使他们敞开心扉,倾诉苦恼,有助于克服孤独感。同时还可建立和改善与他人的人际关系,以期达到消除症状,逐步改善不良的心理和认知,建立积极的人格和行为。

(五)作业治疗

作业治疗主要目的是减轻疼痛及其相关的残障,使其日常生活能力达到理想状态,避免过度休息和被他人过度保护。不同疾病引起的慢性疼痛,根据疾病性质与功能障碍的具体情况,选择及设计相应的作业治疗方法,作业治疗师可通过让患者参与共同制订作业治疗方案,增强患者主动康复意识,促进患者对疼痛的自我治疗,提高其独立缓解疼痛能力。通常是利用打扮自己、做家务、购物、文体活动、社会活动和工作等适当的方式,使患者从各项活动中得到训练,目标是减轻疼痛,改善患者日常生活及工作能力,从而提高生活质量。

(六)康复辅具治疗

对有些慢性疼痛可利用一些支具减轻疼痛,如关节和韧带损伤性疼痛,可选用关节支具;脊柱支具可以稳定椎体关节减轻疼痛,也可根据具体情况选择支具或矫形器等。见图 6-2。

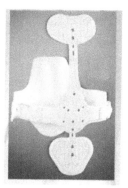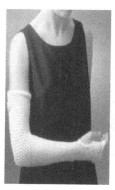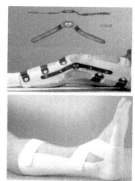

图 6-2

（七）传统医学疗法

1. 针灸

针灸可应用于多种情况下的疼痛,包括头痛、肌筋膜痛和纤维肌痛等。

2. 推拿按摩

推拿按摩有较好的止痛效果。按摩镇痛手法一般是用传统的抚摩法、掌揉法、揉捏、震颤、滚动和叩打等,能提高痛阈,有较好的缓解疼痛的效应,受到许多慢性疼痛患者的认可。

3. 气功

气功调整阴阳、疏通经络、促进气血运行、改善代谢和缓解疼痛。

（八）神经阻滞治疗

神经阻滞是指在脊神经(或神经节)、交感神经节、周围神经等神经鞘内或神经附近注入药物或以物理方法阻断神经传导功能。神经阻滞的方法有许多种,根据具体病情,采用不同的阻滞方法。

(1)破坏感觉神经阻滞,用的神经破坏药有2％～7％酚甘油和95％～99％乙醇,常用于蛛网膜下腔阻滞、椎体旁神经阻滞、交感神经阻滞、末梢神经阻滞,偶尔用于硬膜外阻滞。

(2)冷冻神经阻滞,是利用冷冻探头产生极低温度（－70℃）的冷冻仪器,使相应部位的神经末梢髓鞘变性,而失去传导功能达到止痛目的。

(3)射频热凝阻滞,利用可控温度的高频治疗仪器作用于神经干、神经节及神经根等部位,使其蛋白质凝固变性,从而阻滞神经冲动的传导发挥镇痛作用。

(4)治疗性神经阻滞,阻滞方法是用含有糖皮质激素的局麻药行神经阻滞,对神经性疾病疼痛治疗。

(5)周围神经阻滞,是临床治疗区域疼痛的常用方法,根据疼痛部位选择不同周围神经阻滞。

(6)交感神经阻滞,由于交感神经阻滞后的疼痛缓解期比预期的局麻药阻滞缓解期长,用极低浓度的局麻药即可阻滞疼痛,而不伴有感觉或运动的缺失,因此这项技术有较好的治疗价值。常用的交感神经阻滞有:星状神经节阻滞、腰交感神经阻滞、腹腔丛阻滞。

(7)扳机点阻滞,扳机点注射常用来治疗肌筋膜痛综合征引起的疼痛、肌紧张性结节或索条样硬块。其常用的注射技术为：让患者舒适地坐位或卧位，医师轻柔地触摸紧张的肌肉带，用拇指和食指小心地捏着皮肤和皮肤下面的部分肌肉，确定扳机点的结节或索条，局部消毒，将针头刺入扳机点，接着在此部位做"扇形"注入局麻药物1％利多卡因1.5毫升，局麻药直接注入扳机点及周围区域，以确保药物很好地扩散到紧张的肌肉中。注射后，可以进行主动的或被动的肌肉牵伸。

（8）A型肉毒素神经阻滞，是一种阻滞神经肌肉之间传导的神经毒素，小剂量注射可引起选择性肌肉麻痹，因为肉毒素可在运动终板与突触前的胆碱能神经末端形成不可逆的结合，阻止乙酰胆碱的释放，从而抑制肌肉活动，导致持久的肌肉松弛。肉毒杆菌毒素在3～7天内起效，作用持续数月，可用于治疗疼痛综合征，可缓解多种强直性和非强直性肌肉痉挛疼痛。

（九）药物治疗

选择镇痛药物全身治疗，首先要了解疼痛的病因以及用药的适应证，选择性用药。

（1）阿片类镇痛药：根据镇痛强度，阿片类镇痛药可分为强阿片药（吗啡、芬太尼、哌替啶、舒芬太尼和雷米芬太尼）和弱阿片药（可待因、双氢可待因）。

（2）非甾体类抗炎镇痛药：乙酰水杨酸类是最基本的非甾体类药物；布洛芬被广泛应用于各种疼痛综合征，且耐受性良好。

（3）对乙酰氨基酚镇痛药（苯胺类）：对乙酰氨基酚镇痛药有镇痛解热作用，可能对中枢神经有直接镇痛作用，如扑热息痛。

（4）抗抑郁药：以阿米替林、氯丙咪嗪、地昔帕明、去甲替林和多塞平为代表。

（5）苯二氮䓬类及巴比妥：苯二氮䓬类、地西泮、氯硝西泮及苯巴比妥等，可作为慢性疼痛病人的辅助用药。

（6）精神兴奋剂：咖啡因镇痛的作用可鼓舞情绪（欣快）并提供一个良好的感觉。

（7）抗癫痫药：苯妥英钠广泛地用于治疗神经疾患性疼痛，也有用卡马西平来治疗各种神经病性疼痛。

（8）患者自控给药镇痛：患者自控给药镇痛（PCA）即患者感觉疼痛时通过计算机控制的微量泵主动向体内注射既定剂量的药物，在遵循按需止痛原则的前提下，减少医护人员操作，减轻患者心理负担。当然有许多阿片类药物可用于自控镇痛泵,如芬太尼、氢吗啡酮、哌替啶等。

(9)三阶梯止痛用药(见图 6-3)。

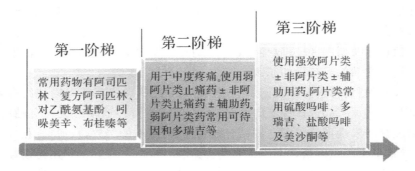

图 6-3

(十)手术治疗

对于经非手术治疗不能缓解的顽固性疼痛,外科医师在不限制患者的生活又要有效镇痛情况下,实施外科手术治疗,如脊神经后根切断术、脊髓破坏术、交感神经或内脏神经切断术等。

(十一)健康教育

现代人类所患疾病中有 50%左右与生活方式有关,如饮食不合理、盐和油脂摄入过多、运动减少、过大的精神压力、生活不规律和吸烟饮酒等不利于健康的生活方式,因此,鼓励人们建立健康意识和健康生活方式。

1. 养成积极的社会心态

提高自我保健能力,有效地培养健康的生活方式,"心理平衡、合理膳食、适量运动、戒烟限酒"终止不健康的行为,消除致病危险因素,预防疾病,促进健康。

2. 治疗原发病

对引起疼痛的各种疾病积极主动的配合治疗。

第七章　认知障碍

老年认知障碍是常见的神经系统退行性病变,是仅次于脑血管病的最常见神经科疾病。世界卫生组织《全球健康报告》指出,神经系统疾病是人类健康的头号敌人,而痴呆更是危害老年人健康的罪魁祸首。我国虽然还是发展中国家,但由于人口众多,且老龄化进程迅速,上述疾病谱已类同于发达国家,在某些疾病上更是超过了发达国家。截至 2006 年,我国痴呆患者约 500 万,每年新发病例 30 万,痴呆患者的增长速度是发达国家的三倍。据估算,至 2040 年,中国的痴呆患者将增长 300%。

第一节　什么是认知障碍

认知功能涉及记忆、注意、言语、执行、推理、计算和定向力等多种区域。认知障碍是指上述区域中的一项或多项功能受损,它可以不同程度影响患者的社会功能和生活质量,严重时甚至导致患者死亡。

认知障碍包括轻度认知功能障碍和痴呆两类。轻度认知功能障碍是老年期痴呆的高危状态,是正常和痴呆之间的一种过渡状态。老年期痴呆是以认知障碍表现为核心,伴有精神行为症状,导致日常生活能力下降的一组疾病。老年痴呆根据病因不同可以分为 4 种类型,其中阿尔茨海默病和血管性痴呆是最主要的两大类型。而阿尔茨海默病的治疗更是其中最受关注、也最为棘手的问题。其常见表现见图 7-1。

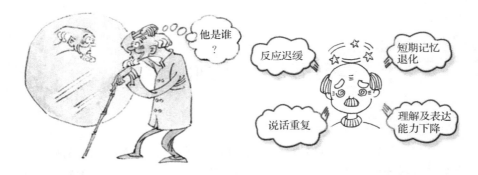

图 7-1

第二节　认知障碍的危险因素

（1）年龄：是影响认知功能障碍发病率的最主要因素，随年龄增加，认知功能障碍的发病率迅速上升。

（2）性别：有一定的关系，老年痴呆多见于女性，而血管性痴呆则多见于男性。

（3）家族史、遗传学因素。

（4）生活方式：如吸烟、酗酒、不合理饮食（如不经常吃蔬菜）、缺乏锻炼、社会退缩及个人史（教育水平低下、头部创伤、精神疾病等）等。

（5）血管性危险因素：如动脉粥样硬化、脑卒中、高血压、冠心病、房颤、血脂高、糖尿病等，它们不仅是血管性痴呆，而且也是老年痴呆和轻度认知障碍的危险因素。

（6）其他：接触化学毒物等。

第三节　认知障碍的表现

老年痴呆症发病通常很隐匿，一般不为人们所注意，因此，正确认识老年痴呆症的早期症状，使病人得到及时治疗，延缓进展，就显得非常重要。

一、轻度认知功能障碍

临床表现为记忆力、语言功能、注意力、执行功能、视空间结构功能或计算力的减退。在这些不同的认知领域中以记忆力减退是最主要也是最常见的临床表现。尤其是近期记忆力减退明显，表现为"丢三落四"、"说完就忘"、"同一问题反复提问"，学习新知识困难。而远期记忆相对保存，表现为十多年甚至几十年前的事都记得清清楚楚。其他亦可有不同程度的损害，同时尚可伴有情感障碍：如抑郁、焦虑、易激惹等，见图 7-2。

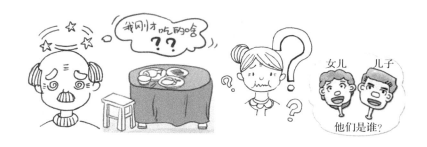

图 7-2

二、老年痴呆

早期：突出表现为记忆障碍，患者容易忘事，丢三落四，初始阶段表现为对近期事物的遗忘，随着病情的加重，对以往久远的事情记忆也会受到影响。少语、兴趣减低、性格轻度改变等，社会活动功能无明显影响。

中期：出现性格改变，如情绪不稳、急躁易怒、自私自利、睡眠障碍、昼夜颠倒、无故打骂家人；记忆力、判断力、思维能力等认知功能全面下降，情感反应减退；可出现虚构和幻觉，疑心爱人有外遇等；行为异常表现为生活散漫，不愿出门，伦理道德标准降低等。见图 7-3。

晚期：日常生活不能自理，情感淡漠，意志减退，认不清家人，动作行为减少，智力明显受损，自知力差，进食困难，行走困难，自言自语，表达困难及大小便失禁，甚至卧床不起等。

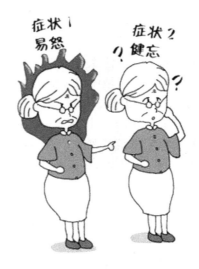

图 7-3

第四节　认知障碍的治疗

一、认知功能障碍防治的基本原则

（1）积极识别和控制各种危险因素，特别是可控制的血管性危险因素，减少认知功能障碍的发生。

（2）早期诊断 MCI，积极干预，早期治疗。

（3）有效治疗部分病因明确且可控制的认知功能障碍，如脑血管病、脑外伤、炎症、脑积水及系统疾病等。

（4）按照循证医学的要求积极开展改善认知功能的对症治疗。

（5）重视精神、行为异常的干预。

（6）积极开展非药物治疗，如心理治疗和认知行为治疗。

（7）注意合并征和伴随疾病的治疗。

（8）加强康复训练。

（9）关注照料者的生活质量。

二、药物治疗

对出现明显精神、神经症状，如抑郁、焦虑、睡眠障碍的患者可根据病情进行对症治疗。此外，针对认知障碍的病因和发病机制，可应用不同的神经细胞保护剂。

（一）具有循证医学证据的治疗药物

中枢神经系统胆碱能通路是记忆及认知信息处理、存储中心，增强其功能是治疗阿尔茨海默病的重要方法。此类药物对延缓疾病进程、改善临床症状有明确效果，目前是阿尔茨海默病的首选药物，同时也适用于血管性痴呆、路易体痴呆、帕金森病痴呆及脑外伤痴呆等。

（二）临床常用的治疗药物

多奈哌齐：长期服用可改善阿尔茨海默病和血管性痴呆患者认知状况及日常生活能力。

卡巴拉汀：临床应用取得良好疗效，目前为阿尔茨海默病治疗常用药，临床应用时需逐渐加量。

加兰他敏：对改善轻、中度阿尔茨海默病和血管性痴呆患者认知功能及日常生活能力有效。

（三）控制血管性危险因素的治疗药物

有效控制血管性危险因素能延缓认知功能衰退、减少痴呆的发生。因此，要积极和严格地控制高血压、高血糖和脂质异常，按照循证医学的要求合理选择相关药物；要重视抗血小板和抗凝治疗。

（四）其他临床治疗药物

抗氧化剂通过消除自由基和活性氧或者阻止其形成，从而来保护神经细胞不被损伤，目前这类药物主要有维生素 C、维生素 E、胡萝卜素、褪黑素等。

三、认知疗法

认知疗法是指各种功能恢复训练方法通过代偿和适应来恢复其功能，

以延缓和阻止疾病的进展,减轻失智症严重程度和改善认知功能,抑制病理改变的发生;提高日常生活能力和生活质量;减少并发症,延长存活期。一般将认知功能康复障碍分为以下几类:定向障碍、注意障碍、记忆障碍、计算障碍、思维障碍等。

（一）定向训练

以恢复定向力为中心的综合认知功能康复方法。利用定向训练板,每天记录和学习当天的信息,不断地用正确的方法反复提示,从而使他们的定向能力提高。训练板可以是黑板或其他写字板,可以随时擦写。每天更新训练板的内容,保持它的正确性和真实性。给房间里的抽屉和橱柜贴标签对增加患者的定位能力也是有帮助的。大指针的时钟有助于患者对时间定向力的认识,以日期为分页的日历也有助于患者的时间定向力训练,给患者提供报纸可刺激患者对新近发生事件的兴趣。

（二）注意训练

注意力的康复主要以内部和外部的补偿策略为主。见图7-4。

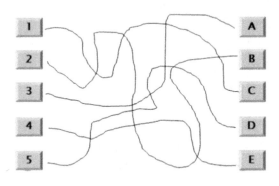

图 7-4

（1）改善集中注意障碍的策略包括从新安排环境,以减少干扰因素（如噪声,活动频繁的地方）。按照要求集中或重新集中患者的注意力。当干扰即将来临时提醒患者,要求他们尝试忽视这种干扰,这对他们可能会有帮助。

（2）改善分散注意的策略:依据患者日常的任务要求安排他们的活动,一次只完成一个任务,从而最大限度地减少注意改变的要求。给患者提供书面的任务菜单和指导,将任务打断成各个部分来完成。在进入下一个任务之前使用记号来标记以完成的任务。

（3）改善持续注意的策略:训练时安排足够的中途休息以提高效率。发现患者注意力发生漂移,可以暗示其回到相关的任务中来。例如,"刚才我们做到某某地方了,让我们再接着继续",将活动的持续时间安排得短一些。将高兴趣和低兴趣的活动交错安排,这样有助于延长患者保持注意力的时间。应对持续活动方面的进步加以赞扬。

（三）记忆训练

对于记忆受损的老年人,根据患者记忆损害的类型和程度,有针对性地进行记忆训练非常重要,可以采取不同的训练方式和内容,每次时间不宜过长,30～60 分钟为宜,最好每天一次,至少每周 5 次,难易程度应循序渐进,并要在训练过程中经常予以指导和鼓励等言语反馈。见图 7-5。

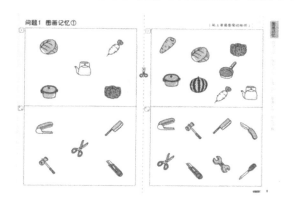

图 7-5

（1）瞬时记忆训练:因瞬时记忆与注意力密切相关,对于注意力不能集中的患者比较困难。训练前,方法是让患者复述一串随机数字,从 3 位数开始,如能正确复述,就依次增加数字的长度,如多次复述不能超越某一位数,即可考虑为记忆广度的极限位数。将此作为一个参照点,在此基础上进行练习,一串数字中的每个数字依次用 1 秒的速度均匀连续念出或背出,熟练后还可以将数字进行倒背以增加训练难度。

（2）短时记忆训练:给患者看几件物品或图片,令其记忆,然后请他回忆出刚才看过的东西。可以根据患者的情况调整物品的数量、识记的时间及记忆保持的时间。也可以用积木摆些图形给患者看,然后弄乱后让患者按原样摆好。

(3)长时记忆训练:让患者回忆最近到家里来过的亲戚朋友的姓名,前几天看过的电视的内容,家中发生的事情,如果患者记忆损害较轻,也可通过背诵简短的诗歌、谜语等进行训练,见图7-6。

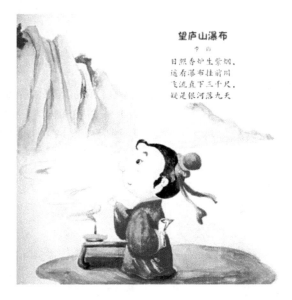

图 7-6

(4)外部记忆辅助:指借助于他人或他物来帮助记忆缺陷者的方法。记忆的外部辅助工具可以分为储存类工具,如笔记本、录音机、时间安排表、计算机等;提示类工具,如报时手表、定时器、闹钟、日历、留言机、标志性张贴;将环境安排有序;口头或视觉提示等。笔记本的内容可能包括:位置、约会、要做的事和已经发生的事情的记录。有记忆困难的人需要不同的帮助取决于他本身的缺陷。家庭用具如煤气等应该和声音联系在一起,以便提醒可能会忘记关掉用具的记忆损伤的人。此外建立活动常规及有序的环境,培养患者养成良好的生活习惯十分重要。如果患者总是记不住手表放在哪儿了,则每摘下手表时就将其放在一个固定的地方如床头柜。反复多次,使其学会将这个固定的地方和"我的手表在哪里"联系在一起,以后每当要戴手表时就从床头柜上取表。见图7-7。

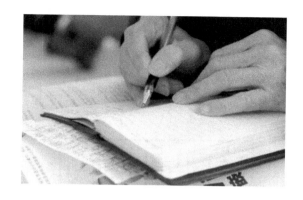

图 7-7

（四）计算训练

老人对于抽象数字的运用能力都有不同程度受损，需对数字概念和计算能力进行相应的练习，计算能力较好的患者可以计算日常生活开支费用，较差的可以通过计算物品的数量进行训练等。

如：

9＋5＝	9＋2	8＋9＝	7＋9＝
5＋8＝	2＋9＝	9＋8＝	9＋7＝
8＋5＝	9＋3	8＋8＝	7＋8＝
5＋7＝	3＋9＝	8＋7＝	8＋7＝
7＋5＝	9＋4	7＋8＝	7＋6＝
5＋6＝	4＋9＝	8＋6＝	7＋7＝
6＋5＝	9＋5＝	6＋8＝	6＋7＝
4＋9＝	5＋9＝	8＋5＝	7＋5＝
9＋4＝	9＋6＝	5＋8＝	5＋7＝
4＋8＝	6＋9＝	8＋4＝	7＋4＝

（五）思维障碍的康复训练

让患者做一些简单的分析、判断、推理训练。合理安排脑力活动的时间，训练患者的思维活动。例如，让患者围绕某一个物品或动物尽量说出一些与之相关的内容如"猫有什么特征，会做哪些事"？让患者看报纸、听收音机、看电视等。帮助患者理解其中的内容,并与其讨论这些内容。

(1)类概念:训练患者对不同的物品或事物进行分类,从粗分类到进一步细分类。如将食品类进一步分为肉、奶制品、蔬菜、水果等。向患者出示成对的、有共同点的物品或词组,让患者回答每一对物品有何共同之处。

(2)推理:推理训练可以采用图形(图7-8)和数字等非言语性推理和言语性推理。

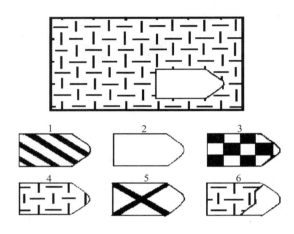

图 7-8

(3)抽象与概括:各种谚语分析。

四、行为治疗

行为治疗主要是调整刺激与行为之间的关系,常用的做法为改变激发患者异常行为的刺激因素,以及这种异常行为带来的后果。行为疗法技术如塑造、惩罚、激励和榜样等可以改善痴呆患者的认知功能,提高生活质量。

(一)认知障碍易出现的四大行为问题

(1)游荡。散步回来比往常晚;烦躁不安,来回踱步;很难找到熟悉的地点,比如浴室、卧室、餐厅;寻根究底熟悉的人的去向。

(2)重复的语言和行为。收集各种东西;反复翻抽屉;不停问同一个问题;老是做同一件事情。

(3)妄想或幻觉。有人想谋杀我;我的东西肯定被偷了;窗外怎么有人说话;我刚刚好像看到老爸了等。见图7-9。

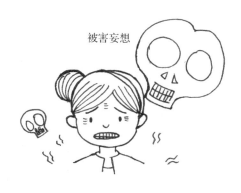

被害妄想

图 7-9

（4）易激惹。动不动发脾气；斤斤计较；老是和家人吵架；激动时摔东西打人。

（二）如何应对行为改变

患病初期，老人的行为障碍主要表现为情绪紧张，这时应尽量满足老人的兴趣。随着病情的发展，可能出现一些异常的行为，如易怒、攻击性行为等。这可能会改变老人原本的个性，使全家都陷入苦恼。

以下建议可以帮助应对一些常见的行为改变：

（1）尽可能找到触发行为改变的因素，以避免其再次发生；

（2）通过交谈和爱抚来安慰老人，使其保持冷静；

（3）分散注意力是缓解不当行为的有效办法；

（4）不要惩罚老人，如停止治疗或不予理睬；

（5）如果老人喜欢藏东西，应尽量找到规律，如喜欢藏什么，藏在什么地方等；

（6）如果老人有攻击性行为，尽量不要侮辱或激怒他们，应站在老人的立场去思考，想象一下他们的感受以及他们想表达的内容；

（7）突发的攻击性事件会令人感到痛苦和心力交瘁，试着找一些方法来缓解自己的情绪；

（8）最好与医生讨论这些攻击性行为。

（三）常见的行为疗法

1. 代币奖励强化法

代币奖励通过某种奖励系统，在老人作出预期的良好行为表现时，马上就能获得奖励，即可得到强化，从而使患者所表现的良好行为得以形成和巩固，同时使其不良行为得以消退。

集中时间读报、看电视、听音乐及开展娱乐活动。每天训练 1 次，30 分钟。治疗中要求患者做到的各项内容每天予以检查评分，达到标准的患者根据不同情况予以加分或发给代币券，患者可凭得分或代币券定期换取一些食品或日常生活用品；对完成任务较好的患者除给奖励外，经常给予表扬和鼓励；对不能达标的患者给予隐性强化法，予以扣发一定数量的代币券或暂停其参加某些活动，如会客、外出游玩等。

2. 光照疗法

明亮光线疗法主要用于失智症伴睡眠节律失调性睡眠障碍的患者。它是以光照的方式调整人类的生物钟，有提前或延迟睡眠周期的效果，使患者恢复正常的睡眠。我们可以使用自然光或是人造光，置于老人面前约 1 米的地方，最佳的暴露时间因人而异。一般推荐光照强度为 1000lx，持续时间约 30～45 分钟，1～2 周既可见效。

（四）艺术行为训练法

艺术行为治疗，是指应用各种艺术手段，结合心理治疗等技术，以矫正不良行为，促进康复为目的的治疗方法。主要体现艺术活动与心理治疗、文艺表演与康复训练、体力锻炼与智力活动、完成作业与创作作品、传统艺术与现代技术的结合。主要有音乐、绘画、舞蹈等。通过艺术活动使患者与外部环境进行沟通交流，在艺术创作过程中转移患者注意力、宣泄负面情绪、缓和情绪状态。

1. 音乐疗法

音乐疗法的目的是通过帮助痴呆患者发展其听觉、视觉、运动、语言交流、社会自救能力和技巧，提高患者正确的自我表达能力和活动。让患者聆听能唤起愉快体验的熟悉音乐、歌曲，亦可辅导患者以卡拉 OK 的方式哼唱青年时代喜好的歌曲。在患者生活的环境中播放舒缓的背景音乐，可以稳定患者情绪。见图 7-10。

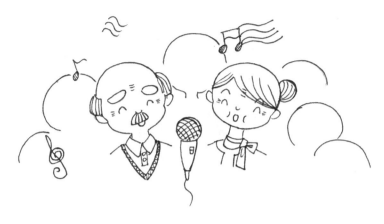

图 7-10

2. 豢养宠物

让患者参与豢养宠物的治疗方法,可以减少患者的孤独感、保持正性情绪。人对着宠物说话和轻抚宠物的时候,血压会显著降低,有助于松弛神经和情绪。

当失智老人与小狗接触时,小狗可提供多样的感觉刺激,增加失智老人的社会行为,使失智老人的自我概念、生活满意度、精神稳定、社交能力、个人整洁、社会心理功能、情绪等,都有一定程度的改变。宠物可以带给病患生活的动机、运动的刺激,打破冷漠,带来欢笑,宠物可作为和病患沟通的催化剂。见图 7-11。

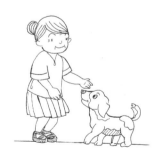

图 7-11

3. 园艺疗法

园艺疗法是一项带有积极意义的休息活动,可起到镇静作用。通过园艺种植或盆景制作,病人注意力集中,受到一定程度的良性刺激,从而有效地减少与控制幻觉、妄想等症状出现的强度频率和持续时间。见图7-12。

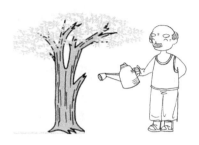

图 7-12

五、作业疗法

(1)从日常生活行为训练入手,例如:规定具体时间,督促打扫室内外卫生及完成一些简单的手工劳动,提高患者内在活性和培养患者外在生活能力,这不但能提高患者生活、劳动、社交等基本生活能力,而且能培养患者表现力、结合力、欣赏力等高级思维活动。见图7-13。

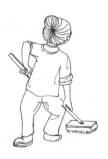

图 7-13

(2)鼓励患者尽量多与他人接触和交流。通过参与各种社交活动,改善社会适应能力。例如,可以在社区通过开设棋牌室、提供文体娱乐活动场所、举办各种健康保健讲座或者召开各种联谊会等方式,营造各种社交氛围,增进与他人进行交往的兴趣。见图 7-14。

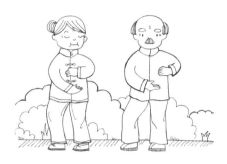

图 7-14

六、心理疗法

(1)热情关心:医护人员和亲属都要关心爱护患者,注意尊重患者的人格,在对话时要和颜悦色,避免使用呆傻愚笨等用语。

(2)根据患者的文化修养和兴趣爱好选择性地给他们播放一些爱听的乐曲。以活跃其精神情绪。

(3)如患者有疼痛或失眠时要及时使用适当的药物,以减轻其痛苦和症状。鼓励患者参加一些力所能及的学习和社会家庭活动,以分散不良情绪和注意力,唤起其对生活的信心。

第五节 认知障碍的看护照料

一、照料的基本原则

在照料认知障碍患者的日常生活中,可以遵循一些基本的原则,这些原则可以帮助稳定患者焦虑的情绪,帮助患者养成良好的习惯,同时减轻自己照料的压力。

(1)固定的时间做固定的事。

(2)使事情简单化,鼓励患者的独立性。

（3）在患者需要帮助时，给予简单的指令指导。

（4）注意维持患者的尊严。

（5）任何时候都要避免与患者产生矛盾。

（6）不要争论和批评。

（7）保证患者的居家安全和出行安全。

二、如何照料日常起居生活

（一）洗澡

对老人来说，洗脸洗澡可能会变得越来越困难，最好按照他们过去的习惯去做，并适当给予建议。

1. 洗澡前请检查安全防滑防摔措施（见图 7-15）

√ 安装把手、防滑地板垫、坐式马桶等

× 单独留老人在浴室

× 水温太烫

× 地板有积水

× 喷水强度太大

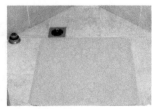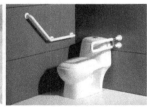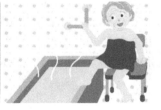

图 7-15

2. 选老人一天中安静舒适的时间洗澡

◎不愿洗澡怎么办？

——等一会，情绪稳定后再说。

——隔天洗，或者别的部位下次再洗。

——穿着衣服进浴缸，湿了后可能愿意脱下湿衣服。

——把洗澡变成一件快乐的事情，如温柔的交谈、按摩、播放轻音乐、使用带香味的肥皂等。

3.鼓励老人自己洗澡,需要协助时简单指导

——个人卫生属于私人问题,即使需要被提醒,也应注意不要伤害他们的自尊心,多采用鼓励或提示的方法,切忌命令。

——巧妙地提醒和帮助患者,给他们尽可能多的自主性。

（二）起床穿衣

着装得体是维持老人自尊心和自信心的重要方式。虽然老人可能无法根据天气变化或者约会的性质来挑选合适的衣服,但仍应尽可能让老人自己决定穿什么,如果确实需要帮助,也应注意方式,尽可能巧妙。见图 7-16。

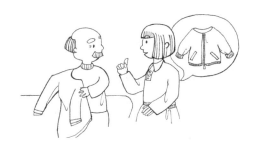

图 7-16

（1）衣服选择

√宽松易穿的衣服

×系腰带的裤子

√尼龙搭扣或拉链

×系扣子的衣服

（2）特殊情况

◎老人坚持要穿刚换下来的衣服？

——不要争论,顺从

◎想每天穿同样的衣服？

——多买几件相同的

◎如果衣服不搭配？

——没关系,多夸赞,少批评

◎有时间给老人打扮一下,穿漂亮衣服,整理头发

（3）小贴士

可供选择的衣服数量不宜太多，最好是既舒服又简单易穿的衣服。

给抽屉做上标记，表明每个抽屉里放了哪些衣服。

按照顺序把要穿的衣物拿出来摆好。

（三）吃饭

老人进餐时可能会出现一系列的问题，如完全没有食欲，忘了已经吃过饭，不会使用餐具等。为了提高他们的食欲和对食物的兴趣，最好的办法就是和老人一起做饭，鼓励他们参与厨房里的家务活动。见图7-17。

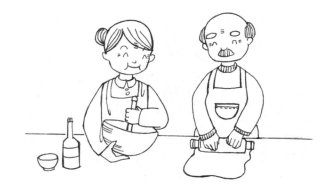

图 7-17

√ 就餐环境保持安静

× 电视或其他分心的事物

√ 大手柄的碗和调羹

× 筷子

√ 颜色鲜艳的餐具

× 全家都统一的餐具

√ 桌面防滑

× 食物太烫、带鱼刺

√ 易消化的食物

√ 蔬菜水果

√ 低脂肪高蛋白质的食物

（1）老人贪食怎么办？见图 7-18。

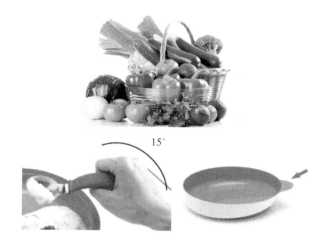

图 7-18

——避免在不是吃饭时间看到食物。

——分成小分，少量多次进食。

——准备一些小零食，转移注意力。

（2）老人咀嚼吞咽困难怎么办？见图 7-19。

——半流质、流质饮食。

——预防噎住。

被噎住？！

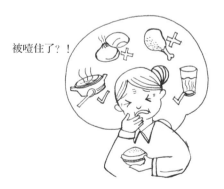

图 7-19

（3）老人拒绝吃饭怎么办？

——先调整食谱，患者的口味可能会发生变化。

——进餐时多谈与食物相关的话题。

——不要强迫，了解原因，情绪稳定后再吃。

——坚持简单原则，简单的餐桌布局、无花纹碗碟有助于保持注意力。

（4）每次餐后做好口腔护理，保持口腔卫生。见图7-20。

（5）不要批评老人进食形象不佳或催促。

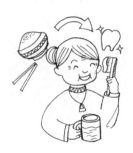

图 7-20

（四）上厕所

（1）养成良好的喝水与上厕所的习惯（图7-21），如：

——早上一起床就上厕所。

——睡前少喝水。

——天气炎热要记得喝水，不要缺水。

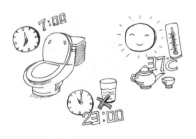

图 7-21

（2）如何避免老人失禁？

——注意固定老人喝水与上厕所的时间。

——如每隔 2 小时发生，要在这个时间之前提醒老人上厕所。

——用大号的颜色鲜艳的标志表明厕所的位置，帮助迅速找到厕所。

——床旁放尿壶以免晚上找不到厕所。

——必要时给老人穿纸尿裤，在床上铺尿垫。

——如果外出应了解哪里有厕所，必要时带好尿垫。

——注意观察，识别想去厕所的特殊表现，比如坐立不安或拉扯衣服。

（五）睡　眠

（1）养成良好的睡眠习惯（见图 7-22），如

——每天适当活动。

——白天多晒太阳。

——白天保持房间光线明亮。

——晚上拉上窗帘保持环境安静。

——晚餐要清淡。

——睡前可按摩泡脚。

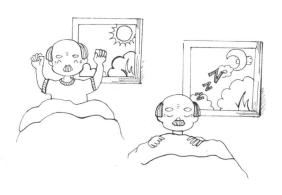

图 7-22

（2）如果入睡困难严重或情绪不稳，安眠药不得已而用，请咨询医生意见。见图7-23。

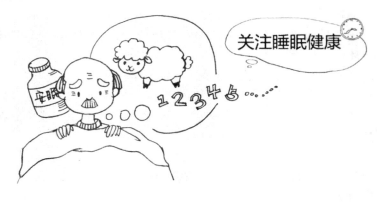

图 7-23

（六）家务劳动、活动和锻炼

（1）家务劳动的指导——鼓励和赞美（图7-24）。

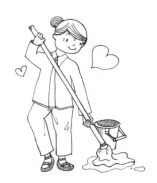

图 7-24

（2）活动和锻炼的指导（图7-25），如

——鼓励老人坚持每天活动和锻炼，如散步、跳舞、打太极、慢跑、手指操、唱歌、参加小区组织的活动和锻炼以及打牌、打麻将、下棋等智力游戏。

——与老人一起参与都喜欢的活动。

——循序渐进，不过分强调。

——避免活动量过大。

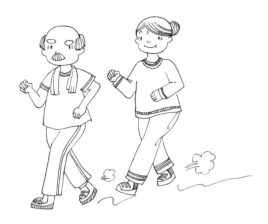

图 7-25

三、居家安全

营造一个更安全更人性化的居家环境对于老人及看护者都是非常重要的。一方面,尽量简洁,减少房间中的危险性物品;另一方面,一些小的提示语可以帮助老人找到需要的东西。对环境控制感是老人保持自尊的重要因素,因此在重新布置房间之前,尽量先与老人商量(见图 7-26)。居家安全隐患及预防建议见表 7-1。

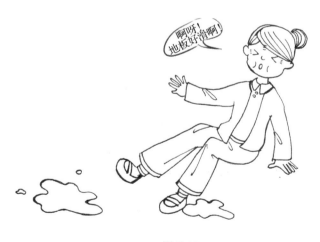

图 7-26

99

表 7-1

安全隐患	建议
厨房	安装家用燃气报警器
	易燃易爆物品、锋利物品放在安全地方
	餐具、茶杯、牙刷杯用安全不易碎的非玻璃制品
防误食	家中装饰物比如冰箱贴收起来,以免误食
	药品、化学制剂、酒类贴上标签锁入橱柜
防摔倒	安装浴室扶手、防滑垫
	鞋子防滑、家具物品堆放不要杂乱占过道、房间照明充足
	晚上在厨房和浴室要开夜灯
	客厅和卧室之间的通道要足够宽敞,便于行走
防走失	检查门窗安全,控制窗户开启的大小,防止坠落
	可在房门下端或顶端安装滑动插销
	最好更换一把进出家门都需要钥匙的锁,将备用钥匙放置在安全地方
	将鞋子、钥匙、钱包等出行物品收起,也可防其外出
	用腕带等随身携带卡片,写上家属名字、电话、"记忆障碍"等信息
	必要时将患者的情况告诉邻居和小区保安
电器安全	不要用接线板或者绳线

◎音乐和电视有利有弊,既可分散老人的注意力,又可让患者感到心情愉悦,因此应视具体情况合理运用。

四、如何应对交流困难

认知障碍患者的一个常见问题是交流困难。他们有时很难找到合适的词来表达自己的意思,同时也很难理解其他人说的话。没有了彼此之间的交流,老人会感到孤独和不被理解,家人也会感到更加痛苦和不安。见图 7-27。

◎如何使交流变得更容易?

——交流方式尽可能简单,如简单的词语、短句或老人熟悉的方式;

——重视眼神交流,避免噪音、音乐、电视等干扰;

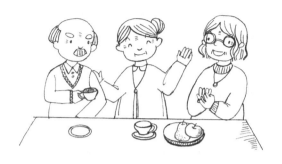

图 7-27

——重复表达,确保老人能够理解,也可以要求老人跟着重复;

——用不同的方式表达:"告诉"和"展示"的效果可以不同,辅以手势和肢体语言更有助于交流。多鼓励,切忌催促,适时幽默一下,以缓解紧张情绪。

第六节 认知障碍的预防

改善劳动环境,忌酒和戒烟,调节饮食防止高脂食物引起胆固醇升高,摄取必要的营养物质(见图 7-28),如蛋白质、无机盐类、氨基酸及多种维生素。保持精神愉快利于长寿及精神健康。要安排好生活与学习,坚持学习新知识,保持与社会广泛的接触。定期进行体检、及早治疗躯体疾病,对自己身体既要重视,又不可过分注意或担心。老年人适合进行较持续、较舒缓

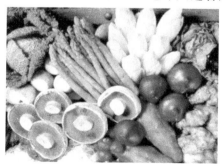

图 7-28

的运动项目。如步行、慢跑、体操、太极拳、太极剑及传统舞等。

日本预防痴呆协会最近邀请研究痴呆医学的专家拟出预防老年痴呆症的几大要诀。

(1)饮食均衡,避免摄取过多的盐分,少吃动物性脂肪及糖,蛋白质、食物纤维、维生素、矿物质等都要均衡摄取。

(2)适度运动。维持腰部及手脚的强壮。常做一些复杂精巧的手工会促进脑的活力。

(3)避免过度饮酒、抽烟,生活要有规律。饮酒过度会导致肝功能障碍,引起脑功能异常。

(4)预防动脉硬化、高血压和肥胖等,早发现、早治疗。

(5)防止跌倒,头部摔伤会导致痴呆。

(6)对事物保持高度的兴趣及好奇心,可以增加人的注意力,防止记忆力减退。

(7)要积极用脑,预防脑力衰退。

(8)保持良好的人际关系,找到自己的生存价值。

(9)保持年轻的心,适当打扮自己。

(10)避免过于深沉、消极、唉声叹气,要以开朗的心情生活。

尽管老年痴呆症的发病率是随年龄的增大而增加,但是如果在生活中,多注意老年人的饮食、健康、社交等方面,老年痴呆症是可以预防和减少其发生的概率的。

第八章　老年患者骨折的康复

　　骨折，顾名思义，就是指骨结构的连续性完全或部分断裂。多见于儿童及老年人，中青年人也时有发生。老年人骨折相对于儿童骨折来讲，临床处理更为困难，愈后普遍不甚理想，所以无论给患者本身还是社会都会带来较大的负担。本章就主要从老年人骨折的常见原因、常见类型、临床处理及康复治疗几个方面进行分析。

第一节　骨折的常见原因

一、外在原因

　　主要是天气及生活环境中导致跌倒的各项危险因素。如天冷路滑、楼梯台阶等等，都容易导致老年人的跌倒，从而增加骨折发生的概率。

二、内在原因

　　主要是老人的运动能力减弱及骨骼本身的脆性增加。运动能力减弱增加了日常活动中的跌倒风险，骨骼中有机质与无机质的比例失调导致骨脆性增加，同时又有骨质疏松带来的总骨量的减少，使得老年人骨骼抵抗张力的能力大幅下降，从而容易出现骨折的情况。

第二节　老年人常见的骨折及相应的体征

　　老年人骨折大都以跌倒损伤为主，所以骨折的部位均集中在跌倒后的承重区域，上肢以腕关节、肘关节为主，下肢以髋关节、髌骨为主，躯干部位的则以下位胸椎及腰椎为主。根据老年人的发病率及相应的愈后,我们主要讲解股骨颈骨折、髌骨骨折和脊柱骨折这三种骨折。

一、股骨颈骨折

其症状是老年人跌倒后诉髋部疼痛,不敢站立和走路。体征是疼痛(髋部除有自发疼痛外,移动患肢时疼痛更为明显。在患肢足跟部或大粗隆部叩打时,髋部也感疼痛,在腹股沟韧带中点下方常有压痛)、肿胀(股骨颈骨折多系囊内骨折,骨折后出血不多,又有关节外丰厚肌群的包围,因此,外观上局部不易看到肿胀)、畸形(患肢多有轻度屈髋屈膝及外旋畸形)、功能障碍(移位骨折病人在伤后就不能坐起或站立,但也有一些无移位的线状骨折或嵌插骨折病例,在伤后仍能走路。患肢短缩,在移位骨折,远端受肌群牵引而向上移位,因而患肢变短)。股骨颈骨折多发生于老年人,且女性发生率高于男性。84%的股骨颈骨折病人,有不同程度的骨质疏松,给股骨颈骨折病人做人工关节置换术时,取下股骨内侧皮质进行组织学观察,与对照组相比,发现骨单位明显减少。研究认为在 65 岁女性中,50%的骨骼矿物质含量低于骨折临界值。在 85 岁女性中,100%的骨骼矿物质含量低于骨折临界值。目前普遍认为,骨质疏松尽管不是引起股骨颈骨折的唯一因素,但却是其重要因素。

二、髌骨骨折

其症状是老年跌倒后诉膝关节疼痛,屈伸膝活动困难。体征是膝关节肿胀积血,髌前可见皮肤擦伤及皮下血肿,压痛明显,有移位的骨折可触及骨折间隙,被动活动时膝关节剧痛,有时可感觉到骨擦感。髌骨是膝关节的重要组成部分,是人体中最大的籽骨。在伸膝活动中,髌骨通过杠杆作用能使股四头肌力量提高约 30%,尤其在伸直膝关节的最后 10°~15°时,髌骨的作用更显重要。老年人常见的退行性病变多发生在膝关节,再加上其本身的肌力、肌耐力均较差,膝关节功能欠佳,髌骨骨折后如处理不当,将会严重影响膝关节的活动。

三、脊柱骨折

老年人常见的脊柱骨折大多以压缩性骨折为主,多由跌落时臀部或足着地、冲击性外力向上传至胸腰段发生骨折,或者没有明显外伤史或外伤史不明确通过影像学检查而发现的骨折。病情一般较轻，患者主诉腰背部疼痛，屈伸旋转活动受限，站立疼痛加剧或站立不能。

第三节　老年常见骨折的临床处理

（1）对于老年人股骨颈骨折，临床上的处理方法为保守治疗和手术治疗两种。保守治疗要求患者绝对卧床生活，根据骨折断端有无嵌插给予外展位牵引或穿用"┳"形鞋保持伤肢于外展、中立位。由于患者多为老年人，应注意避免长期卧床所引起的各种并发症。手术治疗一般是针对有移位的骨折或者骨折端血供情况较差，难以愈合等情况。根据病情可以实施闭合复位内固定和全髋关节置换术两种。这两种术后的患者都不必绝对卧床生活，一定程度上杜绝了各种卧床并发症的出现，尤其全髋置换术后的患者功能恢复较快，早期即可负重，生活自理能力改善明显。

（2）老年患者的髌骨骨折，一般以稳定性骨折常见，骨折端移位较少，骨折程度轻，临床处理也一般以保守治疗石膏固定为主，只有对一些骨折端移位较大，关节面不平整，骨折程度较重的骨折才会选择手术治疗。保守治疗患者需要长腿石膏托或管型固定患肢于伸直位4～6周，在此期间禁止患侧腿负重。手术治疗一般选择切开复位内固定术。一类行内固定后仍需一定时间的外固定；另一类内固定比较坚强，不需外固定，内固定的材料一般为张力带钢丝和克氏针，对于粉碎性的髌骨骨折可用抓髌器进行永久内固定，老人一般不行髌骨切除手术。

（3）老年人的脊柱骨折一般以胸腰椎的压缩性骨折为主，多由老年人的骨质疏松引起，临床多以第11、12胸椎和第1、2腰椎最为多见。对于凡单纯椎体压缩性骨折（椎体前方压缩不超过椎体厚度的1/2，不合并附件骨折或韧带撕裂）；或单纯附件（横突、棘突或单侧椎板、椎弓根）骨折均属稳定性骨折。这类骨折对脊柱稳定性影响不大，一般无韧带损伤，无明显移位倾向，在治疗上也较为简单，多用保守治疗。一般需卧硬板床6～8周，卧床生活期间床上翻身及坐起活动受限。凡椎体压缩超过椎体厚度的1/2，粉碎性，或骨折伴有脱位、附件骨折或韧带撕裂的均属不稳定性骨折。这类骨折多系强烈暴力所致，脊柱的稳定性遭到破坏，多合并韧带撕裂及脊髓或脊神经根损伤，大多需要进行手术治疗。根据患者的脊髓损伤的情况进行切开复位、彻底减压、内固定术。

第四节 老年常见骨折的愈后

(1)股骨颈骨折的老年患者保守治疗的最常见并发症为:骨不连和股骨头坏死。股骨颈骨折经治疗后 6 个月内仍未完全愈合,应诊断为延迟愈合。股骨颈骨折后骨不连的发生与年龄、骨折移位程度、骨折线位置和骨质疏松的严重程度等有关,不少患者可因此发生再移位。应根据股骨头存活情况选择再做带血供骨瓣移植或关节置换术,头坏死或已有移位者应做人工关节置换术。股骨头缺血性坏死、骨折已愈合、股骨头坏死尚未严重变形、临床症状较轻的患者,不必急于手术。可令其保持正常生活,防止过多负重和运动。不少患者可在股骨头缺血坏死后仍保持多年正常生活和轻负荷工作。出现骨关节炎症状的患者,可服用中药或非甾体消炎药。疼痛与功能障碍明显加重后,需考虑全髋关节置换术。

股骨颈骨折的老年患者手术治疗的最常见并发症为:创伤性关节炎和髋关节假体脱位。骨折创伤引起关节软骨的退化变性和继发的软骨增生、骨化为主要病理变化,以关节疼痛、活动功能障碍为主要临床表现。原因是关节扭挫伤,韧带损伤修复不善,关节承重面倾斜或关节面不平整,关节活动承重应力集中于某点或某处,造成关节面磨损;或因关节内游离体反复卡压,关节软骨磨损等导致关节软骨及软骨下骨变性坏死、囊变或增生,刺激滑膜会引起关节活动疼痛,活动初始疼痛尤为明显。全髋关节置换术后由于髋臼假体和股骨假体前倾角度不准确、假体周围软组织张力较低、稳定性差、患者髋关节主被动活动度较大等原因均可导致假体的半脱位现象。

(2)髌骨骨折保守治疗的常见并发症为骨折畸形愈合,创伤性关节炎和膝关节僵直。保守治疗时石膏托或管型固定,抽出关节内积血,包扎,固定患肢于伸直位 3~4 周。保守治疗很容易导致患侧膝关节的畸形愈合和关节僵硬,同时未能达到解剖或近解剖复位,关节面不平,容易导致创伤性关节炎的发生,从而出现站立位疼痛,膝关节屈伸活动受限,步态异常等等常见的功能障碍。

髌骨骨折的手术治疗常见的并发症主要为关节僵硬,术后伸膝固定时间过长导致髌骨本身活动困难,同时股骨与胫骨的活动也会有不同程度的受限,从而出现整个膝关节的主被动屈伸活动障碍,影响日常生活。

（3）脊柱骨折保守治疗的常见并发症为骨折端的畸形愈合及长期卧床引起全身性的症状，如肌肉萎缩、关节僵硬、肺部感染、压疮、尿路感染等等。

脊柱骨折的手术治疗常见的并发症主要为内固定松动，脊柱骨折内固定多属于短节段固定，承受压力大，易造成螺钉疲劳折弯、松动、断钉现象，从而影响神经功能及骨折椎体的恢复，以及后期出现腰背疼痛、无力、活动受限等表现，患者过早下地步行，腰背肌力量减弱都可以导致内固定的失败。

第五节　老年常见骨折的康复治疗

一、股骨颈骨折的老年患者保守治疗的康复措施

注意将患肢放于外展微屈髋位，可用枕头垫于腿下，以抬高患肢，预防肿胀。早期组织存在较为明显的炎性反应，且骨折易移位，故以静力练习（关节不活动，保持某一姿势直至肌肉疲劳）为主。练习中应绝对避免髋内收动作（交叉腿等）。平卧时双腿之间垫枕头，使双腿不能并拢。不得向患侧翻身。向健侧翻身时应保护患腿，使其在整个运动过程中保持髋稍外展位。侧卧后双腿之间垫高枕头，使患腿保持髋稍外展位，具体康复治疗流程如下：

（一）0～6 周

（1）立即开始活动足趾及踝关节，尽早开始踝泵练习：5 分钟/组，1 组/小时。

（2）股四头肌及腘绳肌等长收缩练习：大于 300 次/日，应在不增加疼痛的前提下尽可能多做。

（二）6～8 周

（1）直腿抬高练习：10～20 次/组，1～2 组/日。

（2）后抬腿练习：30 次/组，4～6 组连续，组间休息 30 秒，1～2 次/日。

（3）俯卧位勾腿练习：10 次/组，10～15 秒/次，每次间隔 5 秒，4～6 组连续练习，组间休息 30 秒。

（4）抗阻伸膝练习：10 次/组，10～15 秒/次，每次间隔 5 秒，4～6 组连续练习，组间休息 30 秒。

(5)主动髋屈伸练习(在无或微痛及骨折稳定的前提下):座位,足不离开床面。缓慢、用力,最大限度屈膝屈髋,保持 10 秒后缓慢伸直。10～20次/组,1～2 组/日。

(三)8～12 周

(1)负重及平衡练习:必须经过 X 线检查,在骨折愈合程度允许情况的前提下进行。随骨折愈合的牢靠程度,负重由 1/4 体重→1/3 体重→1/2 体重→2/3 体重→4/5 体重→100％体重逐渐过渡。可在平板称上让患腿负重,以明确部分体重负重的感觉。逐渐可达到患侧单腿完全负重站立。5 分钟/次,2 次/日。

(2)座位抱腿:必须在骨折愈合程度允许的前提下进行。5～10 分钟/次,1～2 次/日。

(3)有条件可以开始固定自行车练习,轻负荷至大负荷,并逐渐减低座位的高度。20～30 分钟/次,2 次/日。

(四)4～6 个月

骨折多愈合,练习旨在强化肌力及关节稳定性,逐渐、全面地恢复日常生活各项活动。

(1)静蹲练习:随力量增加逐渐增加下蹲的角度(小于 90°),2 分钟/次,间隔 5 秒,5～10 组连续练习,2～3 组/日。

(2)跨步练习:包括前后、侧向跨步练习,20 次/组,组间休息 45 秒,4～6 组连续练习,2～4 次/日。

(3)患侧单腿蹲起练习:要求缓慢、用力、有控制(不打晃)。20～30次/组,组间间隔 30 秒,2～4 次/日。

二、股骨颈骨折的老年患者手术治疗后的康复措施

术后良肢位的摆放同前,因为骨折端有内固定,移位风险较小,更加稳定,可以进行较多的活动。

(一)术后 0～1 周

(1)麻醉消退后立即开始活动足趾及踝关节,尽早开始踝泵练习:5 分钟/组,1 组/小时。

(2)股四头肌及腘绳肌等长收缩练习:大于 300 次/日,应在不增加疼痛

的前提下尽可能多做。

（3）术后 3 天开始 CPM 练习，由医务人员指导完成，30 分钟/次，2 次/日，练习后即刻冰敷 30 分（角度在无或微痛情况下逐渐增大）。整个运动过程中保持髋稍外展位。

（二）术后 2～4 周

（1）继续前述练习并逐渐增加强度。

（2）直腿抬高练习：10～20 次/组，1～2 组/日。

（3）后抬腿练习：30 次/组，4～6 组连续，组间休息 30 秒，1～2 次/日。

（4）俯卧位勾腿练习：10 次/组，10～15 秒/次，每次间隔 5 秒，4～6 组连续练习，组间休息 30 秒。

（5）抗阻伸膝练习：10 次/组，10～15 秒/次，每次间隔 5 秒，4～6 组连续练习，组间休息 30 秒。

（6）主动髋屈伸练习（在无或微痛及骨折稳定的前提下）：坐位，足不离开床面。缓慢、用力，最大限度屈膝屈髋，保持 10 秒后缓慢伸直。10～20 次/组，1～2 组/日。

（三）术后 5 周～3 个月

（1）负重及平衡练习：必须经过 X 线检查，在骨折愈合程度允许情况的前提下进行。随骨折愈合的牢靠程度，负重由 1/4 体重→1/3 体重→1/2 体重→2/3 体重→4/5 体重→100% 体重逐渐过渡。可在平板称上让患腿负重，以明确部分体重负重的感觉。逐渐可达到患侧单腿完全负重站立。5 分钟/次，2 次/日。

（2）座位抱腿：必须在骨折愈合程度允许的前提下进行。5～10 分钟/次，1～2 次/日。

（3）有条件可以开始固定自行车练习，轻负荷至大负荷，并逐渐减低座位的高度。20～30 分钟/次，2 次/日。

（四）术后 4～6 个月

骨折多愈合，练习旨在强化肌力及关节稳定性，逐渐、全面地恢复日常生活各项活动。

（1）静蹲练习：随力量增加逐渐增加下蹲的角度（小于 90°），2 分钟/次，间隔 5 秒，5～10 组连续练习，2～3 组/日。

(2)跨步练习:包括前后、侧向跨步练习,20 次/组,组间休息 45 秒,4～6组连续练习,2～4 次/日。

(3)患侧单腿蹲起练习:要求缓慢、用力、有控制(不打晃)。20～30 次/组,组间间隔 30 秒,2～4 次/日。

股骨颈骨折的老年患者行全髋关节置换术的康复要点为:

(1)防止深静脉血栓形成:早期踝泵运动、腹式呼吸、气压循环治疗。

(2)防止关节脱位:卧位,伸直术侧下肢,髋外展 15°～30°,穿丁字鞋防髋关节外旋。

(3)座位:不宜久坐,每次<30 分钟,床上屈髋<45°,床旁坐屈髋<90°,同时避免屈膝、髋内收和内旋。

(4)转移活动:卧位时向术侧侧翻取床头柜上物品,半座位时健侧取床头柜上物品。翻身,向患侧翻身。座位,借助双上肢支撑坐起。下床时间向术侧移向床边,上床时术侧先移上床。在床旁坐、站立时,术侧髋尽可能后伸,避免起立时屈髋>90°。

(5)关节活动度范围训练:拔出引流管后借助膝关节持续关节被动运动装置被动屈伸髋关节,屈曲角度控制在 90°以下。逐渐由被动向助力和主动运动过渡,早起仰卧位足底沿床面进行屈髋、髋膝主动运动,屈髋<70°。髋关节伸直训练,俯卧位有利于伸髋训练。

(6)肌力训练:重点训练的是臀中肌、臀小肌、股四头肌和腘绳肌等,以等长肌力训练为主。加强上肢伸展肌力训练。

(7)站立负重和步行训练:骨水泥固定者拔出引流管后即可负重步行训练,生物固定者至少术后 6 周开始步行训练。

康复治疗流程为:

(1)术后搬运患者时,双膝之间夹三角垫捆绑好,使髋关节外展 10°～20°,防止搬运时脱位。

(2)术后当天晚上,患肢下加垫,将患侧髋膝关节置于稍屈曲、外展位。或者继续双膝之间夹三角垫捆绑好,使髋关节外展;患肢也可穿矫形防外旋鞋,但要防止压伤。

(3)术后第一天,撤除下肢软垫,伸直患肢防止髋屈曲畸形。

(4)术后 48 小时拔引流管。

(5)防止深静脉血栓:术后使用弹力绷带 3 天或足底静脉泵。

(6)拔除引流管后,经 X 检查示假体位置无变化,可开始髋、膝关节屈曲由被动活动(CPM 机)向主动辅助活动,到完全主动活动过渡。

（7）术后头三天的体疗方案：麻醉恢复后，鼓励患者踝关节主动屈伸，促进血液回流；股四头肌、臀肌等长收缩练习；深呼吸练习。

（8）第4～7天康复方案。髋关节伸直练习，做术侧髋关节主动伸直动作，或髋下垫枕，充分伸展屈髋肌及关节囊前部。

股四头肌的等张练习

上肢肌力练习，目的是恢复上肢力量，使病人术后能较好地使用拐杖。

注意点：避免术侧髋关节置于内收外旋伸直位。

术后3天至一周，使用的是骨水泥固定型假体，又是初次髋关节置换术，术中也没有植骨、骨折等情况，病人在术后第3天即可以下地进行康复练习。

（1）将步行器放在手术侧的腿旁，向床边移动身体，将手术腿移到床下，防止手术髋外旋。

（2）健腿顺势移到床下，将身体转正，扶步行器站立。

座位练习：坐的时间不宜长，每天4～6次，每次20分钟。座位是髋关节最容易出现脱位的体位。如果术中关节稳定性欠佳，应放弃座位练习。

术后第7～8天

步行训练Ⅰ-助行器辅助步行。让患者扶助行器练习行走，注意纠正患者的步行姿势。转身时，如果向患侧转，应先让患肢向外迈一步，后移动助行器，再跟上健肢；如果向健侧转，应先让健肢向外迈一步，后移动助行器，再跟上患肢。

术后第9～10天

步行训练Ⅱ-双四脚拐辅助步行。行走时，应先向前移动患侧拐，健肢跟上，再移动健侧拐，最后患肢跟上。注意步态。

术后第11～12天

步行训练Ⅲ-单四脚拐辅助步行。行走时，患侧上肢持四脚拐。注意正确的步态。

术后第13～14天

上下楼梯训练上楼时，健肢先上，患肢后上，拐随后或同时跟进；下楼时，拐先下，患肢随后，健肢最后。

髋关节置换术后注意事项

（1）患者座位、站立或平卧时均应避免交叉腿和膝（跷二郎腿、盘腿），避免跪姿。

（2）平卧时双大腿之间一定要放枕头，以保持双腿分开。侧卧时双腿间应夹枕,避免过度内旋造成脱位,尽量向术侧翻身,此习惯最少应维持 3 个月。

(3)当坐、站或躺时,膝盖和脚尖不能转向内侧,应保持脚和膝盖直对天花板或朝向外侧。

(4)坐位时双足应分开,不要坐太矮的椅子或太软的沙发,如需要可用枕头垫坐。双膝的位置最好在髋关节以下水平。

(5)选择一个牢固、直背、有扶手的椅子,有利于站起或坐下,从坐到站立时,应先向椅子边缘滑动,然后拄拐站起。

(6)如厕时使用加高坐便器,禁止蹲便,使如厕时膝关节的位置保持在髋关节以下水平。

(7)站立或坐时身体向前倾斜幅度不能超过 90°,即避免弯腰动作过大,弯腰时双手最好不要超过膝关节。

(8)术后 3～6 月内不要下蹲拾物。

三、髌骨骨折老年患者保守治疗的康复

髌骨骨折如果没有移位,可以用石膏固定治疗,一般治疗时间为 4～6 周,症状较轻微的可以 4 周就能拆除石膏。髌骨骨折后的康复训练主要以锻炼收缩股四头肌为主,早期可以适度进行股四头肌的等长收缩和膝关节的被动屈伸活动,防止固定时间过久导致的肌肉萎缩和膝关节僵硬。所谓适度主要依据患者的自我感觉,没有疼痛感就好。在 6～8 周以后,骨折端愈合良好的情况下可下地走路,需要借助拐杖。

髌骨骨折老年患者手术治疗的康复治疗流程为:

1. 早期

(1)踝泵运动,促进血液循环、消退肿胀、防止深静脉血栓。

(2)股四头肌及腘绳肌等长收缩练习。

2. 术后 2 天

(1)可进行股四头肌的等长收缩练习,100～500 次/天。

(2)适度地进行髌骨的被动活动。

(3)采用器械练习,使用下肢 CPM。在专业康复医生指导下操作使用,从无或微痛角度开始,缓慢进行,练习完后即刻冰敷 10～15 分钟。

(4)坐床边捶腿,需专业康复医生指导下进行,活动的角度以循序渐进为宜。

以上练习顺序进行,每次角度稍有进步即可,一般术后 3 个月膝关节被动屈曲角度与健腿完全相同即可。进度过快将影响骨折的愈合生长。屈曲练习中的疼痛属正常现象,必须克服,否则有可能造成关节粘连。因此必须循序渐进,逐渐增大屈曲角度。

3. 术后 6 周～3 个月

(1)随屈曲角度增大开始坐或卧位抱膝练习屈曲座位抱腿。

(2)术后 4～6 周开始直腿抬高练习(也可提前练习)。练习时髌骨处稍有疼痛属正常现象,应予以耐受。

(3)股四头肌的加强训练。

4. 术后 3 个月以后

可视骨折愈合情况决定训练方式及强度。

(1)静蹲练习,随力量增加逐渐增加下蹲的角度。

(2)台阶前向下练习。

四、脊柱骨折老年患者保守治疗的康复

保守治疗患者要卧硬板床和进行早期腰背肌锻炼,强壮的腰背肌可以起到内支具的作用,可在骨折部垫厚枕,适度使脊柱过伸,鼓励患者练习主动挺腹(每日 3 次,5～10 分钟/次),锻炼腰背肌;鼓励患者做全身的锻炼,如扩胸运动、深呼吸、做有效的咳嗽动作,定期翻身拍背,促进肺内分泌物和积痰排除,预防肺炎;鼓励患者进行四肢的功能活动,同时教会家属被动活动方法,避免出现四肢关节僵硬的情况;胸腰椎压缩性骨折后,由于骨折疼痛,患者不敢翻身,腰骶部、足跟、双侧肩胛部长期受压,局部缺血而产生压疮。为防止压疮的形成,教会患者及家属掌握翻身技巧,定时按摩肩部、背部、骶尾部等骨突部位,促进血液循环,增强皮肤的抵抗力;功能锻炼持之以恒,但应避免劳累,防止外伤,3 个月后开始练习弯腰前屈,坚持卧硬板床。

脊柱骨折老年患者手术治疗的康复治疗流程为:

手术后的患者稳定性较好,可进行强度稍大的腰背肌训练,术后一周可行 5 点支撑法(仰卧,用头部、双肘、双足跟 5 点支撑起全身,使背部腾空后伸)的腰背肌训练;术后 2～3 周可行 3 点支撑法(仰卧,双臂置于胸前,用头及双足支撑,拱腰臀及背腾空离床)的腰背肌训练;术后 3～4 周可行 4 点支撑法(仰卧,用双手、双足 4 点支撑在床上,全身腾空呈拱桥状)的腰背肌训

练。术后 5～6 周可行飞燕点水法(俯卧,颈后伸稍用力后抬起胸部离开床面,两上肢向后背伸,两膝伸直,抬双腿以腹部为支撑点,形似飞燕点水)的腰背肌训练;第一次下地时要佩戴护腰支具,且避免弯腰动作。

第九章　膝关节骨性关节炎的康复

膝关节骨性关节炎系由于老年或其他原因如创伤、关节的先天性异常、关节畸形等引起关节软骨的非炎症性退行性病变及关节边缘骨赘形成，临床可产生关节疼痛、活动受限和关节畸形等症状。常用同义词很多，如骨关节病、退行性关节病、老年性关节炎、肥大性关节炎等。

软骨的退行性变可能自 20 岁后期即已开始，尤其在 50 岁以上人群中肥胖的人、膝关节曾经受伤（如半月板或前十字韧带破损等）者、膝关节曾罹患其他关节病变的（如痛风、类风湿关节炎或者病原菌感染等）者、关节过度松弛需经常屈膝及搬重物的职业患者，大多能在 X 线片上显示骨关节炎的表现。病变在女性往往较男性更为突出，多累及手指关节、膝、髋、脊柱等，是影响老年人活动的最常见原因。

第一节　概　述

一、症状

原发性骨关节炎常在中年以后发病，发病率随增龄而增加，受累关节一般为负重关节和活动频繁的关节。

主要症状关节疼痛（早期常发生于晨间）；关节肿胀；活动受限，关节活动时有响声或摩擦音；关节畸形和关节功能障碍；上下楼梯时会腿疼。

另一症状是受累关节活动不灵便，长时间保持一定体位后感觉关节僵硬，要经过一定时间活动才感到自如。气候变化常促使症状发生。数个关节可同时受累，但不像类风湿性关节炎有全身性对称性多关节炎。检查受累关节可有轻度肿胀，活动关节时有摩擦声或咯喇声，病情发展严重者可有肌肉萎缩及关节畸形。本病症状和 X 线征象不成正比，按受累部位不同，症状亦有所不同。

二、体征

（1）骨关节炎的主要症状是疼痛，初期轻微钝痛，并不严重，以后逐步加剧。活动多时，疼痛加剧，休息后好转，有的患者在静止或晨起时感到疼痛，稍微活动后减轻，称之为 “休息痛 ”，原因为软骨下骨的充血所致。如果活动过量时，因关节摩擦也可产生疼痛。疼痛有时与天气变化、潮湿受凉等因素有关。

（2）病人常感到关节活动不灵活、僵硬、晨起或休息后不能立即活动，需经一定时间活动后始能解除僵硬状态，关节活动时有各种不同的响声如摩擦声等。有时可出现关节交锁。关节炎发展到一定程度，关节肿胀明显，特别是伴有滑膜炎时，关节内可有积液，主动或被动都受限制。

三、体格检查

显示关节肿胀，有中度渗液，膝关节浮髌试验阳性。髋关节增大内旋角度时，疼痛加重，这是由于内旋可使髋关节囊容积减少。关节周围肌萎缩，主动或被动活动时，关节伴有吱嘎声，有不同程度的活动受限和肌痉挛，严重时出现关节畸形，如膝内翻、髋关节 Thomas 征阳性，有时可触及关节内游离体。手指远侧指间关节侧方增粗，形成 Heberden 结节。

四、膝关节骨性关节炎分期

第一期：随着年龄增长，软骨的结构开始改变，弹性逐渐丧失，容易受到外伤和过分使用的损害。

第二期：软骨遭破坏导致滑膜炎症，产生疼痛，炎症反过来进一步加快软骨破坏。

第三期：随着软骨的破坏，软骨下面的骨头暴露，使关节丧失了自然形态，同时关节边缘形成骨性增生，也就是我们常说的骨刺。

第二节　膝关节骨性关节炎评定的内容

一、膝关节骨性关节炎康复评定的一般内容

膝关节 OA 诊断标准临床标准

1. 近 1 个月大多数时间有膝痛。

2. 关节活动时有骨响声。

3. 晨僵≤30 分钟。

4. 年龄≥38 岁。

5. 膝检查有骨性肥大。

同时满足 1、2、3、4 条或 1、2、5 条或 1、4、5 者，可诊断为膝关节 OA。

临床及放射学标准

1. 近 1 个月大多数时间有膝痛。

2. X 线片示关节边缘骨赘。

3. 关节液检查符合骨关节炎。

4. 年龄≥40 岁。

5. 晨僵≤30 分钟。

6. 有骨摩擦声。

同时满足 1、2 条或 1、3、5、6 条或 1、4、5、6 条者，可诊断膝关节 OA。

二、膝关节骨性关节炎康复评定的重点内容和方法

（1）疼痛评定。采用视觉模拟评分指数（visual analogous score or scale，VAS）；结果判断：0～3 轻度疼痛；4～7 中度疼痛；8～10 重度疼痛。

（2）肢体围度和关节周径的测量。

（3）肌力评定。膝关节 OA：股四头肌、腘绳肌肌力。

（4）关节活动度测量。评定目的：在于了解受累关节的关节活动受限程度，进而判断是否对日常生活活动产生影响。

（5）下肢功能评定。采用 HSS 膝关节评定系统。

（6）日常生活活动能力评定。可用关节功能障碍对 ADL 影响的评定

量表;Stewart 躯体活动能力评定量表。

(7)生活质量评定。可用 Meenan 关节影响测定量表(the arthritis impact measurement scale,AIMS)来评定。

躯体活动能力评定(见表 9-1)

表 9-1　躯体活动能力评定

活动强度级分类	项目编号	内　容
I.基本活动	12	应用浴室无需帮助
	11	进食无需帮助
	10	自己穿脱衣服
	9	走到桌前进餐
	8	在屋内周围行走
II.中等强度活动	7	步行一个街区或更远
	6	步行上坡或上楼
	5	如愿意,可跑一段小的距离
	4	在室内进行除尘或洗碗碟等
	3	在家中搬动桌椅,推动吸尘器等
III.强度活动	2	如愿意,可参加游泳、网球、篮球、排球、划船等体育活动
	1	在家中能刷地板、搬重的物件等

躯体活动能力评定方法:

①按项目编号从 1 开始评定。

②如 1、2 等项能完成,以上各项理应能完成,则不必再逐项进行。

③评定时对每项均应用"能","能、但慢"和"不能"三种回答。

④根据患者用"能"回答的项目,判定其躯体活动能力处于何种水平。

体格检查显示关节肿胀,有中度渗液,膝关节浮髌试验阳性。关节周围肌萎缩,主动或被动活动时,关节伴有吱嘎声,有不同程度的活动受限和肌痉挛,严重时出现关节畸形,如膝内翻。

(8)生活质量评定:可用 Meenan 关节影响测定量表(the arthritis impact measurement scale,AIMS)来评定。(见表 9-2)

表 9-2　关节炎影响测定量表

内容和问题	评分
I. 活动度	
Ⅰ. 你没有因为健康原因而整天或大部分时间都躺在床上吗	4
ii. 你能用公共交通工具吗	3
iii. 你在社区内行走时没有因为健康原因而需他人帮助吗	2
iv. 你没有由于健康原因而整天或大部分时间都停留在室内吗	1
v. 你一切正常吗	0
Ⅱ. 体力活动	
i. 你无需他人或用手杖、拐杖、假肢或围腰帮助就能走路吗	5
ii. 你走过一个街区或爬上一段楼梯都没有困难吗	4
iii. 你走过几排房子或爬上几段楼梯都没有困难吗	3
iv. 你弯腰、提物或弯腰站着没有困难吗	2
v. 你的健康没有限制了你参加跑步、提举重物和参加剧烈的体育活动吗	1
vi. 你一切正常吗	0
Ⅲ. 灵巧度	
i. 你能容易地用笔或铅笔写字吗	5
ii. 你能容易地在锁孔中拧转钥匙吗	4
iii. 你能容易地扣衣扣吗	3
iv. 你能容易地给鞋子系鞋带吗	2
v. 你能容易地旋开广口瓶的盖子吗	1
vi. 你一切都正常吗	0
Ⅳ. 家务活动	
i. 若你有电话你能用它吗	7
ii. 若你必须服药，你能自己服完所有的药吗	6
iii. 你能料理自己的金钱吗	5
iv. 你若有厨房能为自己准备饮食吗	4
v. 你若有洗熨设备能为自己洗熨吗	3
vi. 你若有交通工具能用它去采购吗	2
vii 试你若有拖把、吸尘器能自己打扫卫生吗	1
viii. 你一切正常吗	0

续表

内容和问题	评分
Ⅴ.社会活动	
i.上一个月中,你和亲密的朋友或亲戚经常打电话吗	5
ii.上一个月中,你性生活的频度和质量无改变吗	4
iii.上一个月中,你经常让你的亲戚朋友到你家作客吗	3
iv.上一个月中,你和你的亲戚朋友经常参加社会活动吗	2
v.上一个月中,你到你的亲戚朋友家去拜访过多次吗	1
vi.你在社会活动方面一切正常吗	0
Ⅵ.日常生活活动能力	
i.你用厕所时需要他人帮助吗	4
ii.你能很好地在家中来回走动吗	3
iii.你穿衣时不需要他人帮助吗	2
iv.你洗澡时不需要他人帮助吗	1
v.你在日常生活活动能力方面一切正常吗	0
Ⅶ.疼痛	
i.上一个月中,你的关节炎没有发生严重的痛,对吗	4
ii.上一个月中,你的关节炎没有发生一般的痛,对吗	3
iii.上一个月中,你没有发生晨间僵直,对吗	2
iv.上一个月中,你没有发生过两个或两个以上的关节痛,对吗	1
v.你毫无疼痛吗	0
Ⅷ.抑郁	
i.上一个月中,你没有感到如果你死了别人会好过一些,对吗	6
ii.上一个月中,你没有感到沮丧到什么也不能让你高兴起来,对吗	5
iii.上一个月中,你没有感到郁郁不乐和情绪低落,对吗	4
iv.上一个月中,你没有感到事情并没有像你所希望的那样发展,对吗	3
v.上一个月中,你没有感到情绪非常低落,对吗	2
vi.上一个月中,你喜欢做你的事吗	1
vii.你情绪一切正常吗	0
Ⅸ.焦虑	
i.在上一个月中,你没有感到紧张或高度紧张,对吗	6

续表

内容和问题	评分
ii. 在上一个月中,你没有被神经过敏所困扰,对吗	5
iii. 在上一个月中,你没有感到使自己安静下来有困难,对吗	4
iv. 在上一个月中,你没有感到使自己松弛而无困难,对吗	3
v. 在上一个月中,你感到安静和和平,对吗	2
vi. 在上一个月中,你感到松弛而毫不紧张,对吗	1
vii. 你在情绪方面一切正常吗	0

AIMS 评定方法

①将每大项中的小问题由下向上逐题让患者回答,在用"否"回答的问题中,分数最高的一题即为该项评分。

②将Ⅰ~Ⅵ项分数相加得总分,总分越高,表示关节炎对患者的影响越重,患者的生活质量越差。

第三节　膝关节骨性关节炎的康复方案及措施

应该遵循阶梯治疗的原则,即根据疾病的严重程度、发病时间的长短,选择适合的保守治疗或手术治疗。

一、非手术治疗

锻炼＋理疗

刚刚有症状,症状间断发生,程度较轻的时候适合保守治疗。比如调整生活习惯和运动方式,避免膝关节负重增大的动作或运动,例如爬山、爬楼、下蹲、跪地等等。同时加强大腿肌肉力量的训练,基本的方法是坐在椅子上,将膝盖作最大限度地伸直、弯曲等。也可以在脚端挂大约两公斤的重量,作膝盖屈伸运动,待肌肉有力,有逐渐加重腿上重物的重量,久而久之,自然便能去除膝痛和肿胀。

（1）坐着或躺着:膝盖弯曲运动让脚跟移动到臀部支持 10 秒。重复15 次。

（2）站立:股四头肌牵伸扶着踝部,尽量弯曲膝盖支持 10 秒。重复 15 次。

（3）躺着：小腿三头肌牵伸。利用皮带或毛巾绕着足部。保持膝盖挺直把脚拉向前，直到你的大腿后部感到伸张支持 10 秒。重复 15 次。

（4）坐着或躺着：提高伸直的下肢，膝盖保持挺直，把脚提高 30°支持 10 秒。重复 20 次。

物理治疗，比如热敷、红外线治疗，很多轻症的病人通过上述治疗就可以达到减轻症状、延缓发展的目的。

药物＋减负

对于通过上述治疗后疼痛症状缓解不满意的病人，可以间断加用消炎镇痛类的药物，再辅以拐杖减轻关节的负重。如果通过上述这些保守治疗措施能够缓解或控制关节疼痛，能够满足个人对日常工作生活的需要的话，就不需要手术治疗。

二、手术治疗

如果服用消炎镇痛类药物后疼痛仍然缓解不满意，或者药物虽有效，但一旦停药就疼痛明显，严重影响到生活质量的时候需要考虑手术治疗了。手术治疗又有很多方法，主要包括微创关节镜清理术、截骨畸形矫正术、单髁表面置换术和全膝关节表面置换术，每个手术都有适应证，主要参考骨性关节炎的严重程度。

微创关节镜清理术

主要适用于关节有游离体绞锁或半月板损伤，而关节磨损程度还不算严重的病人，关节镜手术对于严重骨性关节炎的病人效果不理想。

截骨畸形矫正术

主要适用于关节退变程度轻，但关节内翻或外翻畸形明显的病人，这样的病人通过截骨矫正畸形，恢复关节正常的负重后疼痛会随之减轻。

单髁表面置换术

主要适用于中到重度关节磨损，但磨损尚且局限于胫股关节的前内侧间室、畸形较轻的病人，单髁表面置换术手术相对较小，不改变关节的运动学方式，恢复快，效果好。

全膝关节表面置换术

适用于重度的关节磨损、严重的关节畸形的病人，全膝关节表面置换术到目前来讲是比较成熟的手术技术，而且也只是关节表面的置换，所以不必过分畏惧手术，但膝关节置换手术对手术技术和经验要求极高，手术效果和手术技术的好坏关系很大，还是要找专业医生做这样的手术。

预防及锻炼

因为人的膝关节软骨退变,在 30 岁以后就逐渐开始了,所以对膝关节的日常保护应及早进行,尽早干预。

(1)注意膝关节保暖,尽量穿着长裤(对老年人也可以带护膝,一方面保暖,一方面防止膝部受伤),不要把膝关节直接暴露在冷空气中。

(2)热敷。以改善血液循环,减轻膝部不适,缓解膝部疼痛和肌肉痉挛,减轻肿胀。热敷以湿敷为好,如热气浴、温泉浴。也可用热毛巾湿敷,但注意如果关节有红肿时应停热疗。高血压、心脏病者慎用,夏天气温高时更需注意(急性期停止热敷)。

(3)劳逸结合。避免关节过度负重,长时间处于某一体位,特别是小于90°,不要久坐、久站。应适当活动关节,如多游泳,坚持多骑自行车,少走路,尤其是少上下台阶及走不平路。

(4)减轻体重。对肥胖人应节制饮食,减少体重,减少关节的承重,多摄取含蛋白质、维生素及矿物质食物。

(5)对有不良姿势的应尽量予以纠正,使用手杖、拐杖,减轻关节负重。

(6)合理使用支具。使用夹板、护膝带、弹性粘带可以增加关节的稳定性。

(7)加强膝部力量的锻炼:

①直腿抬高练习。仰卧,患膝伸直抬高 30～40 厘米,尽量保持这个姿势,坚持不住时可放下休息片刻,以上算 1 次。然后重复练习,每组 10～15次,每天 2 组。如果能坚持 1 分钟以上,可进行负重直腿抬高练习。

②负重直腿抬高练习。动作同上,在足背上担负一定重量,可从 1 公斤开始,逐渐增加到 5 公斤,如果可以坚持 1 分钟以上,再进行下一步练习。

③负重短弧练习。患者坐在床边,患膝下面垫一个枕头,屈膝 30 度,患足负重从 5 公斤开始,逐渐增加到 10 公斤,坐抬腿伸直练习,若能坚持 1 分钟以上,可进行下一步练习。

④负重长弧练习。坐在床边,屈膝 90 度,小腿下垂,患足负重从 10 公斤开始,逐渐增加到 20 公斤。

(8)加强膝关节活动范围训练:

①座位垂膝摆动屈伸练习。坐于床边,患肢小腿下垂,以健肢帮助按压患肢,增加屈曲。

②跪位屈膝练习。患者跪坐在床上,自行向后跪压,以增加屈膝角度。如膝关节疼痛影响正常生活时就要到医院进行检查治疗。

第十章　脑卒中的康复

第一节　概　述

　　"脑卒中"又称"中风",如今已成为常见病、多发病。更令人担忧的是,这一趋势或许还会持续走高。日前,国际权威医学期刊《柳叶刀神经学》,对1990—2013年间100多个国家的中风情况进行评估后称,中国是全球中风风险因素占比最高的国家之一,情况不容乐观。

　　中国脑卒中学会统计数字显示,我国每年脑卒中新发病例数达200万～250万,死于脑卒中的人高达150万。脑卒中已成为我国国民第一致死病因,约占总死亡疾病谱的22.45%,严重威胁人类健康。脑卒中,包括缺血性卒中和出血性卒中,是由于大脑血管堵塞导致脑血液缺乏或血管突然破裂出血引起脑组织损伤的一组疾病。其风险因素可分为三个部分,第一是行为因素,包括饮食、吸烟、运动等;第二是代谢因素,包括身体体重指数(BMI)、血糖、胆固醇等;第三是环境因素,即空气污染。

　　从临床上看,高血压、高钠饮食、肥胖、吸烟、糖尿病是我国中风率高发的重要风险因素。如能很好地控制,至少可以预防九成以上的中风病例。

　　高血压。高血压最大的危害是容易诱发脑卒中、冠心病这两种致死率很高的疾病。临床数据显示,我国71%的脑卒中死亡都和高血压有关。血压高时,血流对血管的冲击力增大,使动脉血管内皮功能受损,容易产生动脉硬化和动脉粥样硬化;且不少人天然存在动脉扩张或动脉瘤,一旦血压突然升高,动脉瘤破裂,就会引起脑出血。有充分的证据证实只要控制好血压,就能显著降低脑卒中的发生率和死亡率,可以说控制血压是脑卒中防控的首要工作,但我国高血压患者血压控制情况很不理想。因此,建议普通人血压达标值应控制在140/90mmHg以下。脑梗死患者,应尽量控制到130/80mmHg以下。需要提醒的是,血压不是越低越好,还要注意根据患者具体情况决定。此外，高血压患者担心终身服药而背上沉重的思想负担，其实，精神过度紧张、压力过大、慢性疲劳、肥胖、缺乏体育锻炼、膳食不合理等因素，都是诱发血压升高的重要因素，日常若能调节好，也能使血压恢复正常，不需要长期服药。

高钠饮食。国人高血压发病率居高不下的罪魁祸首就是"高钠饮食"，钠主要的作用是调节身体的体液平衡，但过多的钠可使血压升高，而高血压是造成中风、冠状动脉硬化甚至心脏病的主要危险因素。除了盐以外，"高钠"还潜藏在面包、汉堡、腌肉、零食、咸菜、辣椒酱等食品中。因此，建议日常饮食一定要"管住嘴"，少吃以上食物。此外，每人每日食盐量应少于6克，高血压、冠心病患者在此基础上还应减量。

高身体质量指数。无论是缺血性卒中，还是出血性卒中，患病风险都会随体重增加而升高，一般情况下，肥胖的人常伴有高血脂、高血压、高血糖等代谢综合征，这些指标异常会损伤血管内皮，诱使动脉粥样硬化斑块形成，若斑块破裂即会形成血栓，最终导致中风。

吸烟。我国是烟草大国，烟民人数超过3亿，每年因吸烟死亡100万人，因二手烟死亡10万人。《柳叶刀》曾刊文警告，中国的吸烟状况远远高于欧美等发达国家，并预测到2050年，仅中国每年就会有大约300万人死于吸烟。吸烟是导致脑卒中的独立危险因素，烟草中的尼古丁等有害物质会刺激血管运动中枢，并刺激体内肾上腺素去甲肾上腺素释放，引起心率加快，末梢血管收缩，血压上升。此外，吸烟还可导致机体凝血机制紊乱，血小板聚集，容易导致心脑血管病事件。因此，生活中要尽量不吸烟，同时远离二手烟。此外，即使已患心脑血管疾病，戒烟也能达到阻止血管进一步损伤，避免病情快速进展的目的。

糖尿病。相关数据显示，约20%的脑血管病患者同时患有糖尿病，糖尿病是诱发中风的一大危险因素。在高血糖作用下，动脉内皮细胞容易受损，血管壁的通透性也会变差，脂质容易沉积在血管内皮，进而导致血管狭窄，引起冠心病、脑梗塞等问题。一般情况下，建议密切监测血糖，同时也不要因过度控制血糖而导致的低血糖等严重的后果。另外，日常多吃低能量、高纤维素食物，如绿色蔬菜、胡萝卜、燕麦、柑橘等，能延缓肠道吸收糖分；同时少吃甜食及高脂、高动物蛋白食物。

第二节　中风的后遗症

据统计中风患者经抢救存活者中,约有 70％残留有不同程度的各种功能障碍。

运动功能障碍:①锥体系统症状见偏瘫(占 40％左右,是最主要的功能障碍),甚至四肢偏瘫;②锥体外系统症状见各种不随意运动,如震颤、徐动、协调失灵、走路不稳等。

感觉功能障碍:对侧感觉丧失或减退;也有感觉过敏或异常,如剧烈疼痛。

精神功能障碍:患者因病失去理性控制而表现出原本的真实性格特点,常见抑郁症、焦虑幻想、妄想、狂躁等。

语言功能障碍:①运动性失语者,则说话不清,少语口吃;②感觉性失语者,则说话顺利,但语词错乱。

植物神经功能障碍:见患侧异常出汗等。

脑神经损伤:中枢性面瘫(如口角稍斜、鼻唇沟变浅,但额纹正常),同侧偏盲,吞咽困难。

认知—知觉功能障碍:①失认症:看见东西但不认识,而听或嗅则知道是什么。②失用症:不随意地行走,但要有目的行走则不能;手可动,但无法模仿他人动作。

排泄功能障碍:二便失禁。

以上各种功能障碍中,尤以中风偏瘫致残率最高,占 40％以上。因此,偏瘫患者的康复工作是一项非常重要的工作。

"因为得了中风,哎,走起路来也是一瘸一拐,胳膊圈在那里一动也不动,手指紧握成拳,不能做家务,不能搓麻将,更不想出门了,该怎么办呀……"(见图10-1)。

中风后并不可怕,经过系统的康复训练后,使患者已经丧失的功能尽快地、

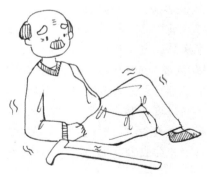

图 10-1

能尽最大可能地得到恢复和重建,使他们在体格上、精神上、社会上和经济上的能力得到尽可能的恢复,使他们重新走向生活,重新走向工作,重新走向社会。

第三节　康复治疗方法

中风偏瘫患者若要恢复到接近正常人的水平,一方面是看其脑神经细胞损伤和脑血管病变的程度;另一方面是要看康复治疗的状况。凡是耽误了恢复时机或一些错误的功能锻炼均可影响肢体运动功能的康复,甚至造成废用症候群,而出现异常的运动状态如摸着行走,甩胯垂足而行等等。

偏瘫患者恢复需经过以下几个阶段。在整个恢复过程中。施行正确的康复术是患者早日康复、降低致残率、减轻致残程度的重要保证之一。

完全瘫痪期:(Ⅰ期)发病后2周内,肌力为0级,患侧肢体无收缩能力。可进行被动功能锻炼。

联合反应和随意收缩期:(Ⅱ期)肌力为1～2级,肢体功能开始恢复,出现微弱的随意运动、肌肉痉挛和某些低级的不随意运动:可进行被动功能锻炼,患者自己被动功能锻炼,患者自我按摩。

(1)联合反应:在偏瘫早期,患侧肢体无收缩能力时,如果健侧肌肉进行较强的运动,可引起患侧肌肉收缩,如最早出现有胸大肌、胸锁乳突肌、内收髋关节肌群的收缩。它是随着患侧肌肉痉挛程度的增高而加强,随着病情好转而减弱。它不是生理运动,只是患侧肢体在恢复过程中,出现的一种较原始的运动模式。

(2)随意收缩:可引起最小限度的随意运动,但不能引起关节运动。

共同运动期:(Ⅲ期)肌力为3级,肢体开始出现明显的肌肉收缩,并带动关节运动,但这是一种按固定模式进行的运动。如上肢屈肌收缩时,则必须是屈肩、肘、腕、指关节的肌群同时收缩,即共同运动,且伴随着痉挛的逐渐加重。此时如治疗不当,最易造成关节拘挛僵直而残留后遗症,因此,医(护)者应指导患者进行正确的主动功能锻炼,加强中医推拿的治疗,使各关节的共同运动分离,减轻其痉挛。

分离运动期:(Ⅳ、Ⅴ期)肌力为3～4级。此期患侧肢体屈伸各关节的肌群开始分别运动,如单独屈伸肘关节、腕关节等,且肌肉痉挛程度已减轻,患者可坐和站立。可进行座位和站位练习及主动功能锻炼,配合中医推拿,增加肌力。

随意运动期:(Ⅵ期)肌力为 4～5 级。此期患侧肢体可较自由地进行站立和行走,且运动速度提高,患肢的协调性、技巧性有明显改善,肌肉痉挛症状基本消失。可进行站立和前进、后退的行走以及上、下阶梯等功能锻炼和中医推拿治疗;患者还可练习写字、捡小玻璃球等。

第四节　偏瘫康复技术与方法

一、主动转移技术与方法

(1)高度应相等。水平转移时,相互转移的两个平面之间的高度应尽可能相等,尤其是四肢瘫的患者。

(2)物体应稳定。相互转移的两个平面的物体应稳定。轮椅转移时必须先制动,活动床转移时应先锁住床的脚轮,椅子转移时应将其置于最稳定的位置。

(3)平面应尽量靠近。相互转移的两个平面应尽可能靠近。若两者之间有距离,可使用转移滑板。

(4)保持一定的硬度。床垫和椅面应有一定的硬度。一般越硬越利于转移。

(5)利用体重。应当教会患者利用体重转移。如利于倾斜力、翻滚力、摆动惯性以增加起身的动量。

(6)把握时机。患者学习独立转移的时机要适当。太早容易失败使患者失去信心,太晚则因依赖而失去兴趣。

(7)安全第一。有多种转移方法可供选择时,以最安全、最容易的方法为首选。如患者应尽量避免被家具或轮椅大轮、脚踏板碰伤肢体或臀部。在轮椅和床之间转移时,靠床一侧的扶手要拆下,轮椅脚踏板要向侧边移开或拆除,否则会碰到患者踝部,导致皮肤擦伤。

(一)床上翻身及移动

1. 偏瘫患者仰卧—侧卧翻身法可以采取以下两种方法。

(1)伸肘摆动翻身法:①伸肘;②双手十指交叉,双掌对握,病手拇指放在健手拇指上方;③屈膝;④先将伸握的双手摆向健侧,再反方向地摆向病侧,借摆动的惯性翻向病侧。反之亦然。

（2）健腿翻身法：①屈肘,用健手前臂托住病肘；②将健腿插入病腿下方；③在身体旋转的同时,用健腿搬动病腿,翻向健侧。

偏瘫患者床上卧位移动

①先将健足伸到患足后；②用健侧腿抬起患腿向右（左）移动；③用健足和肩支起臀部,同时将臀部移向右（左）侧；④臀部右（左）移完毕后,再慢慢将肩、头移向右（左）侧。

（二）床边坐起和躺下

偏瘫患者床上独立坐起：①头、颈和躯干向上方侧屈；②下面的臂外展放于胸前,提供支撑点；③上面的腿跨过下面的腿,同时将体重前移至床边；④用上面的上肢支撑床面侧屈起身。

（三）座位转移

在完成座位转移之前,患者要能达到基本的坐位平衡条件,即双足、双膝并拢,体重平均分布,屈髋、躯干伸直,肩部与髋部保持在同一垂直面上,头居于两肩中间,保持平衡。

进出浴池的转移时,偏瘫患者进出浴池时特应注意：患者站立,健侧邻近浴池,用健手扶着池边,先是健腿步入浴池,然后是患腿进入池后身体前倾,如果可能用两手扶着池两边,然后坐下来。浴后将水放掉,患者用健侧上肢扶着身后的池边,使健侧身体前移,让膝处于跪位。用健腿站起来,并贴近池边。扶着池边的扶手或立柱,先健腿步出,然后患腿步出浴池。

（四）偏瘫患者的站立与坐下

（1）基本要素。站起时,双足平放地面,两足跟落后于两膝；髋屈曲,颈后伸,抬头,躯干伸直后前倾；两膝向前移动；伸膝,伸髋。坐下时,屈髋,颈胸伸直,躯干前倾；两膝前移；屈膝。

（2）独自站起。①双足分开（与肩同宽）平放在地,病足稍后,以便负重；②双手十指交叉相握,病指在上,双臂前伸；③前倾上躯干,重心前移,臀部离开椅面；④双膝前移,双腿同时用力慢慢站起,直立时两腿同等负重。

（3）坐下。坐下基本上与站起来相反。运动开始时,要指导或帮助患者肩、膝前移,然后屈髋,屈膝,当患者坐下时,确保患腿承受一定重量。那些从椅子上站起和坐下略有困难的独立活动的患者,应注意以下几点：

①椅子应结实、牢固、椅面硬,具有一定的高度。高椅子比矮椅子易于站起,开始训练时,应选择高椅子。

②有扶手的椅子比较理想,有利于站起和坐下时的支撑。

③弹射椅子给患者推力,有助于患者独立站起,有条件者可利用。

二、被动转移技术与方法

对于功能障碍比较重而不能进行主动活动的患者,通常需要他人扶抱才能完成转移活动,因此将完全依赖他人帮助的转移称为被动转移或扶抱转移。

(一)基本要素

(1)扶抱的基本原则。包括:①扶抱者先分腿站稳;②利用下肢肌肉承担重量,切勿用腰背力;③身体要循着扶抱方向移动;④保持患者身体两边对称。

(2)扶抱前应注意事项。包括:①扶抱前先计划移动的方向和方法;②预备好足够的空间,使扶抱过程得以安全地进行;③若要由床移往椅或由椅移往轮椅,要先将椅或轮椅放在适当的位置,以缩短距离及减少转换方向;④锁上轮椅或活动床,拆去阻碍移位的扶手及脚踏;⑤为了安全,扶抱者及患者需穿合适的鞋子或赤脚,防止打滑;⑥倘若扶抱过程需要两位或多位扶抱者,则每一位都必须清楚地了解整个程序方可。开始时,由其中一位负责人喊口号,如"一、二、三、起"然后同时把患者扶起。

(3)选择扶抱方法要考虑的事项。包括:①扶抱时要注意患者的身形及体重;②患者的瘫痪程度,如果患者具有一定的能力,则移动的速度必须按患者的能力而定;③扶抱者本身的能力,扶抱者本身的力气如果偏小,应安排好在必要时的助手;④在进行扶抱前,应作自我介绍及清楚解释扶抱目的和程序;⑤留意突然或不正常行动如中风患者的不随意动作,避免意外发生。

(二)常用扶抱技术与方法

患者侧卧位(健侧、患侧均可)两膝屈曲。扶抱者先将患者双腿放于床边,然后一手托着腋下或肩部,另一手按着患者位于上方的骨盆或两膝后方,命令患者向上侧屈头部,治疗者抬起下方的肩部,以骨盆为枢纽转移成座位,在转移过程中,鼓励患者用健侧上肢支撑。

（1）骨盆扶抱法　患者坐在椅子前边，双手放于自己大腿上或治疗师的肩上，身体稍前倾，将下颌置于治疗师的肩部，把一脚（健侧脚较合适）稍后放置，两足分开。治疗者面对患者，一侧膝顶着患者前面的患侧膝使之不会倾倒，另一足适当分开放置以保持稳定。扶抱时治疗者屈曲双膝，下蹲，腰背挺直，双手置于患者双侧臀部。如果治疗者的双手不够长，可把一手置于臀部下，另一手抓住患者腰部的衣裤和腰带，或者治疗者一手置于患者的髋下，另一手置于肩胛骨处，在站起时患者双手揽住治疗者的颈背部，让患者在口令下同时站起，然后治疗者帮助患者把双髋调整好重心。

（2）前臂扶抱法　如前所述转移患者作好站立的准备，治疗者站在患者前面，顶住患者一腿，让患者双膝屈曲，背伸直同时抬起双臂，双手置于治疗者肘上，而治疗者把双前臂置于患者前臂下，双手置于患者肘下扶住患者。嘱患者屈肘并听从治疗者口令一起站起，同样地如果要从一个座位转移至另一个座位，治疗者帮助患者在坐下前摆动双髋到另一个座位。

第五节　良肢位及其护理

一、良肢位的重要性

成功的康复不仅取决于各种康复治疗，更取决于患者如何度过每天康复治疗以外的剩余时间。无论康复治疗多么好，如果患者在剩余的时间里以异常运动模式活动，痉挛就会加重，治疗所取得的进步大部分将会丧失，而且无法用于日常的生活自理活动中。

瘫痪患者在疾病初期，大部分时间都是在床上度过的，即使到了康复期，尽管白天都在功能锻炼室内进行艰苦的锻炼，晚上仍要在床上度过 8 小时或更长时间。很多实验也证明，患者在床上卧或半卧的时间越长，关节僵硬、肌肉萎缩或痉挛的概率越大，患者在后期的坐、站、行康复就越感困难。长时间卧床制动，尤其是老年人，更容易导致下肢血栓形成、褥疮、坠积性肺炎等并发症发生。因此，协助患者应采取什么样的卧位是非常重要的。

良肢位是指患者在卧位或坐位时躯干及四肢所处的一种良好的体位或姿势。良肢位既可以使患者感觉舒适，又能使各肢体及关节处于功能位置，减轻患侧肢体的肿胀，同时配合翻身活动，起到预防压疮、防止坠积性肺炎、对抗痉挛模式的出现、发展等的作用，有利于患者早期康复。

二、良肢位摆放应遵循的基本原则

（1）操作前与患者沟通交流，尽量取得患者的理解和配合。

（2）摆体位前必须进行患者全身状况的护理评估，根据病情采取有治疗目的的体位护理。

（3）摆放后的体位尽量使患者感觉舒适，有利于促进肢体的血液回流。

（4）患者的良肢位应尽量符合人体力学的要求，将身体的重量平均分配到各个负重部位，使肢体及各个关节均处于功能位置。

（5）卧位能保持一定的平衡性和稳定性，对于无法维持稳定性卧位的患者，应恰当使用支持物及保护性设施。

（6）良肢位的摆放应能达到对抗肢体痉挛模式的出现和发展的目的。

三、偏瘫患者的良肢位摆放

偏瘫患者的良肢位摆放，关键是要针对其病理变化，采取抑制异常模式的正确体位，减缓上肢屈肌痉挛和下肢伸肌紧张，保持各关节基本功能，促进偏瘫肢体的早日康复。

偏瘫患者各肢体的病理变化：头屈向偏瘫侧，上肢痉挛表现为屈肌模式，即肩胛骨后缩；肩关节内收和内旋；肘关节屈曲；前臂旋前；腕关节屈曲并伴一定的尺侧偏；手指屈曲内收。下肢僵直表现为伸展模式：偏瘫侧骨盆旋向后并上提；下肢髋关节外旋；膝关节伸展；足跖屈内翻。

（一）仰卧位

患者头下置一拳高枕头，躯干平躺于床上，患侧肩关节外展外旋 $30°\sim60°$，肘关节伸直，前臂旋后，腕背曲，掌心向上，手指伸展。在患侧肩及上肢的下方放置枕头，使肩胛骨向前抬起，同时抬高上肢有助于促进血液回流，减轻肢体肿胀。在患侧下肢臀外侧、大腿下方放置一个枕头，使患侧骨盆向前向上抬起，防止患腿外旋。为了避免伸肌张力增高，在膝下至足跟部放置枕头亦有助于抬高患肢，促进下肢血液回流，防止足跟部压疮的发生，疾病早期，足底避免接触任何支撑物，预防正性支撑反射所引起的足下垂。

注意事项：①当患侧手指出现屈曲内收者，可握一毛巾卷以对抗手指屈肌痉挛。②临床护理操作中应尽可能少用仰卧位，因为这种体位受紧张性颈反射和迷路反射的影响，异常反射最强。另外，由于偏瘫患者患侧下肢外旋,还会导致骶尾部、足跟外侧和外踝处发生压疮的危险性增大,应与其他体位交替更换。③患手、患足不能外垂于枕头边缘,避免加重患侧肢体的肿胀。④支撑患侧下肢的枕头避免放在膝关节以下部位,避免导致膝过伸位。

（二）健侧卧位

患者向健侧肢体方向侧身,健侧肢体在下方,患侧肢体在上方。躯干稍向前倾斜 30°,使成半俯卧位状态。患者头部应用良好的枕头支持,保证患者感觉舒适。患侧上肢前伸、稍外展,伸肘,前臂旋前,掌心向下,手指伸展,可抑制上肢屈肌挛缩,用一个大的支持枕头紧靠患者胸前,放在腋窝至整个上肢下面给予抬高。健侧上肢可放在患者感觉最舒适的位置,有时可屈肘于枕头下面,或放在胸、腹部等。双下肢呈迈步状,患腿在前,屈髋屈膝 80°～90°,踝关节保持中立位,并完全用枕头支持抬高,可抑制下肢伸肌紧张。健腿平放床上,稍稍后伸,微屈膝在后。健侧卧位时,因为患侧肢体在上面,健侧肢体在下面,健侧肢体不能自由活动,患者会感到更无助。

注意事项:①当患侧手指出现屈曲内收者,可手握一毛巾卷以对抗手指屈肌痉挛。②患侧上肢与下肢应予良好的枕头支撑,抬高的高度应略高于心脏水平位,促进静脉回流减轻肢体水肿。③患手、患足不能外悬于枕头边缘,避免加重腕屈和足内翻。

（三）患侧卧位

患者向患侧肢体方向侧身,患侧肢体在下方,健侧肢体在上方。躯干稍向后倾斜 30°,后背用枕头牢固地支持住腰背部。头应用良好的枕头支持,使头部颈上段稍向健侧屈曲,头稍高于胸部,纠正患者头屈向患侧。患侧上肢应前伸 60°～90°,患肩前屈,以防身体重量直接压在肩上,在患侧上肢下方放置一个枕头抬高,肘伸直,前臂旋后,腕被动背伸,掌心向上,手指伸展对抗上肢痉挛模式。健侧上肢放于身上或支撑背部的枕头上。双下肢呈迈步状,健腿前伸,患腿在后。健腿屈髋、屈膝并由枕头支持抬高,髋和膝屈曲的角度应小于 80°的舒适体位。患侧下肢髋关节伸展,稍屈膝,踝中立位。患侧卧位似乎是大部分患者喜欢的体位,因为健侧肢体在上面,健手能自由地打电话、拿书报看等。另外,由于整个患侧被拉长而减轻痉挛,患者的大部分体重压在患侧床面上,增加了对患侧的感觉刺激的输入,有利于改善患侧功能。

注意事项:①为了避免患侧肩部受压和肩胛骨后缩,翻身后,操作者应将患者的患肩拉出,使肩部屈曲,肩胛骨前伸。②禁止操作者直接通过牵拉患者患侧上肢把患肩拉出,这样容易导致肩关节脱位。③患侧肢体应完全用枕头支持抬高,避免加重肢体肿胀。

(四)床上座位

先摇高病床的膝下支架 $15°\sim20°$ 或在膝下横置一枕头,使患者屈髋稍大于 $90°$,稍微屈膝,踝保持中立位,防止患者身体重心下滑及促进静脉回流。再摇高病床的床头支架 $80°\sim90°$,用一枕头横放置于患者腰背部,使患者上半身接近于竖直的座位姿势,同时维持脊椎的生理曲度,增加患者舒适。头部无需枕头支持,以便患者能自主控制头部的活动,同时通过引导患者转头向患侧,改善患侧视野的缺失。双上肢前伸,屈肘 $10°\sim20°$,双手叉握放置在一个跨床的可调节桌子上,这样可对抗躯干前屈,避免强化痉挛模式,如果坐姿稳定性差的患者,躯干前屈力很大时,可在双肘下放置一个枕头,以防肘部皮肤组织受压。定时给患者采取这个体位有利于长期卧床的患者防止发生坠积性肺炎。

注意事项:①协助患者坐位时要先摇病床床尾支架,再摇病床床头支架,体位变更过程中要循序渐进,床头支架摇高度数应从 $30°\sim45°$ 开始,每5分钟左右增加角度 1 次,防止体位变换过快导致体位性低血压的发生;②患者体位变换后要密切观察患者有无头晕、面色苍白、视力模糊、呕吐等体位性低血压症状出现,及时摇低床头支架处理;③任何时候都应避免患者半坐卧位,因它能增加不必要的躯干屈曲和下肢伸直,同时加重骶骨和尾骨受压导致褥疮的发生;④保持直立的姿势坐在床上,对患者来说是相当困难的,因此,在没有良好支持的情况下应禁止使用这种体位,避免导致不良姿势形成和强化痉挛模式。

四、体位变换的方法

在疾病急性期,正确的体位很重要,但是,无论什么姿势,如果不定时进行体位变换,只固定于某个姿势或体位,就会在该姿势或体位下发生屈曲挛缩或僵直。因此,保持良好的体位必须和体位变换相结合进行。翻身是最具治疗作用的活动,因为它刺激了全身的反应及肢体、各个关节的活动。翻身过程中可以改变血管内压,促进血液循环,预防发生压疮、关节挛缩及静脉血栓形成,可改善呼吸功能,有利于呼吸道分泌物的排出。瘫痪患者日间每 2 小时翻身一次,夜间可稍延长翻身的间隔时间,3～4 小时一次,但对于长期卧床及伴有全身营养失调的患者,应适当缩短翻身的间隔时间。

偏瘫患者自行翻身法关键是利用健侧肢体带动患侧肢体进行翻身。在病情允许的情况下,护理人员应逐步训练患者自己翻身,充分调动患者在康复治疗过程中的主观能动性,促进疾病的早日康复。

(1)向患侧翻身法:患者双腿或健腿屈曲,足底蹬在床面上,利用双足底、健侧肩部和上肢肘部为支撑点,同时用力将腰臀部抬起,并将身体移向健侧,使翻身向患侧一方留有足够空间,然后健手握住患手,十指交叉,患手拇指位于健手拇指上方,双上肢抬起充分前伸,健侧上肢带动患侧上肢左右来回摆动二三次,借助惯性带动头、颈、躯干翻向患侧。

(2)向健侧翻身法:患者双腿或健腿屈曲,足底蹬在床面上,利用双足底、健侧肩部和上肢肘部为支撑点,同时用力将腰臀部抬起,并将身体移向患侧,使翻身向健侧一方留有足够空间,患者双肘屈曲,用健侧手掌托住患侧上臂肘部,健腿屈曲,足尖从患腿足跟部缝隙间插入,指导患者利用头颈部转向健侧、健手拖动患手及健腿搬动患腿转向健侧的力量,同时翻身转向健侧。

第十一章　高血压的康复

第一节　高血压概述

血液输送到全身各组织器官需要一定的压力,这个压力就是血压。血管分动脉、毛细血管和静脉,所以,血压也分为动脉血压、毛细血管压和静脉血压。我们通常所说的血压指的是动脉血压。血压是推动血液在血管中流动的动力。

一、血压的测量

血压测量是监测血压水平、诊断高血压以及观察降压效果的主要手段。目前,在临床和高血压防治工作中,主要采用诊室血压、动态血压和家庭血压三种方法。见图 11-1。

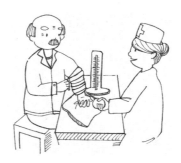

图 11-1

诊室血压由医护人员按统一规范测量,是评估血压水平和临床诊断高血压并进行高血压分级的最常用方法。

动态血压监测由自动的血压测量仪器完成,连续测量 24 小时,测量次数较多,避免了不同测量者测量结果之间的误差,同时可避免有些患者看到医务人员精神紧张而引起血压升高的"白大衣效应",可以更准确地评估血压变化和昼夜规律。

家庭血压监测通常由患者自我完成,也可以由患者的家庭成员等协助完成,又称自测血压或家庭自测血压。家庭血压也可以避免"白大衣效应",还可以观察血压的长期变化或降压治疗效果,有助于增强患者的参与意识,改善患者治疗的依从性。

1. 诊室血压

(1)选择符合标准的水银柱血压计,或者经过验证的电子血压计。使用大小合适的气囊袖带。

(2)测血压前,被测试者应该至少座位安静休息 5 分钟,30 分钟内禁止吸烟或喝咖啡,解掉大小便。

(3)被测试者坐在有靠背的椅子上,背靠椅背,暴露上臂,上臂与心脏处在同一水平。首次就诊时应同时测量左、右两侧上臂血压,以后通常测量血压较高的那一侧的上臂血压。特殊情况下可以取平卧位或站立位。如果需要从平卧位改为站立位测血压,应该在卧位改为站立位后 1 分钟和 5 分钟时分别测量。

(4)将袖带紧贴绑在被测者的上臂,袖带的下缘应在肘弯上 2.5 厘米。将听诊器探头放在肱动脉搏动的地方。

(5)使用水银柱血压计测压时,先快速充气,当桡动脉搏动消失后,继续充气使水银柱压力再升高 30mmHg,然后缓慢放气。获得舒张压读数后,快速放气至零。

(6)在放气过程中仔细听取柯氏音,观察柯氏音第 I 时相(第一音)和第 V 时相(消失音)水银柱凸面的垂直高度。收缩压读数取柯氏音第 I 时相的水银柱高度,舒张压读数取柯氏音第 V 时相的水银柱高度。

(7)相隔 1~2 分钟重复测量,取 2 次读数的平均值记录。如果收缩压或舒张压的 2 次读数相差 5mmHg 以上,应再次测量,取 3 次读数的平均值记录。

血压测量的步骤

● 要求受试者座位安静休息 5 分钟后开始测量。

● 选择定期校准的水银柱血压计,或者经过验证的电子血压计,使用气囊长 22~26 厘米、宽 12 厘米的标准规格袖带。

● 测量座位时的上臂血压,上臂应置于心脏水平。

● 以柯氏音第 I 音和第 V 音（消失音）确定收缩压和舒张压水平。至少间隔 1～2 分钟测量两次，若两次测量结果差别比较大（5mmHg 以上），应再次测量。

● 首诊时要测量两上臂血压，以后通常测量较高读数一侧的上臂血压。

● 对疑似有体位性低血压，应测量直立位后血压。

● 在测量血压的同时，应测定脉率。

2. 家庭血压

家庭血压监测需要选择合适的仪器，并进行必要的知识和技能培训。家庭血压值一般低于诊室血压值，高血压的诊断标准为 ≥140/90mmHg。建议每天早晨和晚上测量血压，每次测 2～3 遍，取平均值；血压控制平稳者，可每周选 1 天测量血压。对初诊高血压或血压不稳定的高血压患者，建议连续家庭测量血压 7 天（至少 3 天），每天早晚各一次，每次测量 2～3 遍，取后 6 天血压平均值作为参考值。

二、高血压的诊断

血压水平因人而异，大部分人的正常血压水平相对集中在某一个范围内，血压升高的划分没有明确的界线，血压的临床诊断标准是根据流行病学调查的数据来确定的。目前国际公认的高血压定义是：在未使用降压药物的情况下，非同日 3 次测量血压，收缩压 ≥140mmHg 和/或舒张压 ≥90mmHg。收缩压 ≥140mmHg 和舒张压 <90mmHg 为单纯性收缩期高血压。对于有高血压病史目前正在使用降压药物的人来说，即使目前血压低于 140/90mmHg，也诊断为高血压。见图 11-2。

三、如何发现高血压

高血压常被称为"无声杀手"，隐匿性很强，病情进展缓慢，病程可以长达十多年甚至数十年，很多患者早期没有任何的不适。不少病人知道自己有高血压后反而出现各种不适，如头痛、头晕、头胀、失眠、健忘、耳鸣、乏力、多梦、易激动等。也有不少病人直到出现高血压的严重并发症和其他脏器病变的临床表现时才知道自己患有高血压。见图 11-3。

定期体检，特别是测量血压，是早期发现高血压最简单方便、经济有效的手段。现在很多药店、社区医院都可以免费测量血压，大家不妨定期去测测。

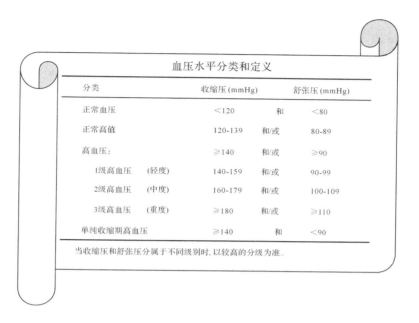

血压水平分类和定义			
分类	收缩压 (mmHg)		舒张压 (mmHg)
正常血压	<120	和	<80
正常高值	120-139	和/或	80-89
高血压:	≥140	和/或	≥90
1级高血压　(轻度)	140-159	和/或	90-99
2级高血压　(中度)	160-179	和/或	100-109
3级高血压　(重度)	≥180	和/或	≥110
单纯收缩期高血压	≥140	和	<90

当收缩压和舒张压分属于不同级别时，以较高的分级为准。

图 11-2

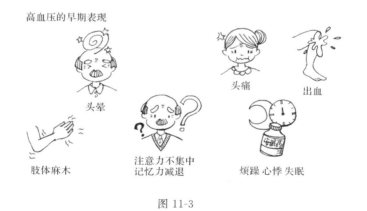

高血压的早期表现

头晕　　头痛　　出血

肢体麻木　　注意力不集中 记忆力减退　　烦躁 心悸 失眠

图 11-3

第二节　深度了解高血压

高血压的病因有很多,基于目前的医学发展水平和检测手段,不能发现导致血压升高确切病因的,称之为原发性高血压,绝大多数高血压患者都属于此类;能发现导致血压升高的确切病因的,如:肾病、肾动脉狭窄、内分泌疾病、药物因素等,称之为继发性高血压,只占高血压患者的很少一部分。我们通常所说的高血压就是指原发性高血压,它是一种某些先天性遗传因素和后天致病性因素相互作用的多因素疾病。

一、什么人易得高血压

通常家族中有高血压患者的人群罹患高血压的风险比没有家族史的人群高;随着年龄增长罹患高血压的风险会增加;女性更年期后患病风险迅速升高;高纬度寒冷地区生活的人患病风险高于低纬度温暖地区;高海拔地区高于低海拔地区;生活在北方或高原地区的藏族、蒙古族和朝鲜族等患病率较高,而生活在南方或非高原地区的壮族、苗族和彝族等患病率则较低。

此外,以下人群更易得高血压:高钠低钾饮食,超重和肥胖,过量饮酒,精神紧张,吸烟,血脂异常,糖尿病,高同型半胱氨酸等。见图11-4。

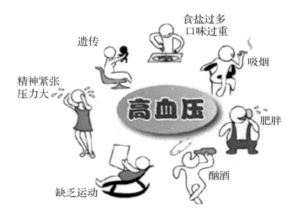

图 11-4

二、高血压有哪些危害

说到高血压的危害,很多人第一反应就是中风,可怕吧?高血压的威力可不仅仅是导致中风这么简单,它的淫威涉及心脏、肾脏、脑、眼底等多个脏器。见图11-5。

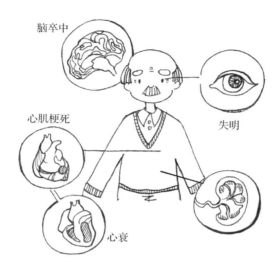

图 11-5

（一）高血压引起左心室肥厚、冠状动脉粥样硬化

高血压就是血管内的压力增高了，心室要想把血液泵到血管里就需要做更多的功，也就是更费力，心脏的肌肉长期超负荷工作，加上心肌周围的生存环境也发生了变化，造成心肌肥厚、收缩乏力，出现诸如心慌心悸、易疲劳、劳力性呼吸困难、夜间阵发性呼吸困难、端坐呼吸等心功能不全（也就是我们说的心衰）的症状。

冠状动脉是直接营养心脏的血管，血压升高可以诱发和加速动脉粥样硬化，导致冠状动脉粥样硬化性心脏病，即我们通常说的冠心病。诱发心绞痛甚至心梗。高血压发病 10～15 年后即可诱发冠心病。冠心病直接危及生命，如果高血压患者有以下症状就应该立刻到正规医院就诊：劳累或激动时突发胸口压迫感、胸口发闷或火烧样的疼痛，休息 3～5 分钟以后疼痛才缓解或持续不缓解。

（二）高血压引起脑缺血和脑出血

高血压诱发和加速脑动脉粥样硬化，在血管内形成斑块，造成血管狭窄或者堵塞；斑块也可能破裂形成血栓，跑到远端更细的血管造成堵塞；堵塞血管供应的脑组织血流减少甚至血流中断就会发生脑缺血，也就是我们经

141

常说的脑梗。脑动脉硬化到一定程度,血管壁会变硬变脆,当人激动、过度兴奋、剧烈运动时,血压会急剧升高,血流冲击变硬变脆的血管壁,动脉分叉处就容易发生血管破裂,造成脑出血。

血压越高,病程越长,发生脑卒中的可能性越大,高血压患者如果出现下述症状就应立刻到正规医院就诊:头晕头痛、嗜睡、肢体麻木无力、偏瘫或者某部分肢体瘫痪、一侧视力减退或视物模糊甚至失明、言语含糊或不能说话、口角歪斜或流口水、饮水呛咳等。

(三)高血压引起肾功能受损

血压持续升高会导致肾脏小动脉的血管壁变硬、管腔变窄,当小动脉的口径窄到只有正常值的30%时,体内有个"肾素—血管紧张素—醛固酮"系统活跃,这个系统会使体内水分增加,血液的总量增加,引起血压进一步升高,血管越窄,这个系统越活跃,血压水平越高,形成一个恶性循环。血管口径变窄会导致受这条血管供养的肾组织缺血缺氧,甚至组织坏死,出现肾脏失去正常的功能,最终可能出现肾功能衰竭、尿毒症。高血压持续存在5～10年就有可能出现肾损害,部分会进展至尿毒症。高血压对肾脏的损害是长期缓慢的,早期你可能不会有任何不适,可是一旦出现症状或体征,肾功能的损伤就可能已经很严重了,所以定期检查肾功能对高血压患者是非常重要的。如果你出现了下面所说的情况就应立刻去正规医院检查:腰痛不适、腿脚及眼睑浮肿、夜尿增多等。

(四)高血压导致眼底血管和视网膜病变

眼底的视网膜动脉是全身动脉中唯一能被肉眼观察到的动脉,它的病变可反映全身小血管的病变情况,通过常规眼底镜观察视网膜动脉的变化可以推断全身动脉硬化的情况。高血压造成的眼底损害从高血压早期就开始了,所有确诊的高血压患者都应该定期去医院做眼底检查。

总之,高血压是长期困扰许多老年人的一大疾病,必须要认真对待。见图 11-6。

三、得了高血压需要做哪些检查

"现在的医生就知道开检查,我就是血压高,量个血压就行了,开这么多化验检查干什么?"很多高血压病人,特别是第一次确诊高血压的病人来就诊,医生会开很多检查,病人就不理解了,做这么多检查有必要吗?当然有

高血压患者心血管风险水平分层			
其他危险因素 和病史	血压(mmHg)		
	1级高血压 SBP140-159 或DBP90-99	2级高血压 SBP160-179 或DBP100-109	3级高血压 SBP≥180 或DBP≥110
无	低危	中危	高危
1-2个其他危险 因素	中危	中危	很高危
≥3个其他危险 因素，或靶器官 损害	高危	高危	很高危
临床并发症或合 并糖尿病	很高危	很高危	很高危

用于分层的危险因素：男性>55岁，女性>65岁；吸烟；血胆固醇>5.72mmol/L；糖尿病；早发心血管疾病家族史(发病年龄女性<65岁，男性<55岁)
靶器官损害：左心室肥厚(ECG或超声心动图)；蛋白尿和/或血肌酐轻度升高(106~177μmol/L)；超声或X线证实有动脉粥样硬化；视网膜动脉局灶或广泛狭窄
并发症：心脏疾病；脑血管疾病；肾脏疾病；血管疾病；重度高血压性视网膜病变

图 11-6

必要，确诊高血压不是目的，知道血压有多高也不是目的，上文已提及高血压的诸多危害，正因为那些危害我们才要治疗高血压，同时高血压也有很多帮凶的，得知己知彼方能百战百胜，所以我们不光要知道血压有多高，还得知道它的底细，它是怎么来的，已经攻占了多少城池，有多少同盟，这就是各种检查的目的。

高血压病人的检查主要有三个方面：(1)查病因。我们前面说过了高血压有原发的有继发的，如继发性高血压不能只降压，还需要处理原发病。通常需要做尿常规、电解质、血沉、免疫系统检查、内激素水平、肾动脉彩超等检查。(2)找帮凶。血脂和血糖异常是高血压最常见的两个帮凶。所以检查血脂和血糖水平很重要。（3）了解脏器损害情况。前面我们已经提到了高血压的脏器损害，超声心动图、胸片、肾功能、尿微量白蛋白、眼底、颈动脉彩超等检查可以帮助我们了解脏器损害情况。

第三节　高血压的治疗

"医生啊，我高血压了，要吃什么降压药啊？"很多人得了高血压第一个反应就是吃降压药，得了高血压一定得吃药吗？前面我们不是说了高血压有很多致病因素吗，降压是治标，我们需要从根上治，得治本。对高血压患者的生活方式干预在降低血压和心血管危险方面在不论任何时候都是有效的。

一、非药物治疗

非药物治疗对患者来说就是倡导一种健康的生活方式。见图 11-7。

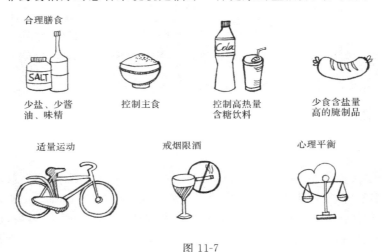

合理膳食

少盐、少酱油、味精　　控制主食　　控制高热量含糖饮料　　少食含盐量高的腌制品

适量运动　　戒烟限酒　　心理平衡

图 11-7

（一）减少钠盐摄入

钠盐能升高血压以及高血压的发病风险，钾盐对抗钠盐升高血压的作用。目前世界卫生组织建议钠盐每日应少于 6 克。限制钠盐摄入应尽可能

减少烹调用盐,建议用可定量的盐勺;减少食用味精、酱油等含钠盐的调味品;少食或不食咸菜、火腿、香肠以及各类炒货等含钠盐量较高的加工食品;多食新鲜蔬菜、水果;如果肾功能良好,可食用含钾的烹调用盐。

（二）控制体重

超重和肥胖是引起血压升高的重要原因之一,而以腹部脂肪堆积为特征的中心性肥胖会增加心血管与代谢性疾病的风险,适当降低体重,减少脂肪含量,可显著降低血压。

最有效的减重措施是控制能量摄入和增加体力活动。在饮食方面要控制高热量食物（高脂肪食物、含糖饮料及酒类等）的摄入,适当控制主食摄入量。中等强度、规律的有氧运动是控制体重的有效方法。

（三）戒　烟

吸烟是心血管病和癌症的主要危险因素之一。被动吸烟也会显著增加心血管疾病的发病风险。任何年龄戒烟都可以从中获益。

（四）不过量饮酒

长期大量饮酒可以导致血压升高,限制饮酒量可显著降低高血压的发病风险。每日酒精摄入量男性建议不超过 25 克;女性不超过 15 克。

（五）体育运动

运动训练是预防和治疗高血压最重要的行为干预手段之一。那么高血压病人应该怎么运动呢? 药物有处方,运动同样要讲究科学,下面介绍几种适合高血压病人的运动处方。

1. 有氧运动

运动项目:步行、慢跑、自行车、游泳等;训练目的:控制安静和运动时的血压,降低心血管病发病风险,提高运动耐受性;运动强度:40%～60%心率储备［最大心率（可以到医院进行心电运动试验确定,也可以 220－年龄（岁）粗略估算）－安静心率］;运动频率:每日一次或不少于隔日一次;持续时间:30～60 分钟,其中包括 5～10 分钟的热身活动,20～30 分钟的耐力活动或有氧运动,约 5 分钟的放松训练;注意事项:安静状态下收缩压超过 200mmHg 或舒张压超过 110mmHg 者严禁有氧运动。

2．抗阻运动

运动项目：主要肌群的力量训练，如举哑铃、弹力带训练等；运动目的：提高肌力，降低力量运动时的血压；运动强度：40％～60％1RM（最大重复值，1RM就是某个肌群能承受的最大负荷，例如：如果你单臂弯举哑铃10公斤只能完成一次，那么10公斤就是你单臂弯举的1RM）；运动频率：每周2～3次；持续时间：每个力量练习动作重复10～15次为一个循环，2～3个循环每次，每个循环之间休息10～15秒；注意事项：安静状态下收缩压超过180mmHg或舒张压超过110mmHg禁止进行力量训练。

3．柔韧性训练

运动项目：主要肌群的静力牵张；运动目的：改善日常生活活动能力，减少损伤；运动强度：以每个动作不产生明显疼痛等不适为准；运动频率：每周2～3次；持续时间：每个肌群牵伸至少4次，每个动作保持10～30秒；注意事项：牵张前应进行5～10分钟热身训练。

高血压患者的运动处方应综合考虑患者病史、血压水平、危险因素、存在的并发症等情况，运动的形式和运动量应根据个人兴趣、身体状况因人而异。如果合并糖尿病、冠心病、心功能不全等并发症，运动训练前应对上述疾病进行控制。

（六）减轻精神压力，保持心理平衡

过度的工作和生活压力以及病态心理，包括抑郁症、焦虑症、A型性格（一种以敌意、好胜和妒忌心理及时间紧迫感为特征的性格）、社会孤立和缺乏社会支持等负性的心理反应会显著增加心血管风险。高血压患者应该注意预防和缓解精神压力，纠正和治疗病态心理，必要时可以进行专业心理辅导或治疗。

二、药物治疗

有些高血压患者可以通过改变生活方式将血压控制在正常水平，但大多数患者单纯通过改变生活方式并不足以将血压控制在理想范围内，就应药物治疗。目前常用的降压药物主要有5种：钙通道阻滞剂、血管紧张素转换酶抑制剂（ACEI）、血管紧张素受体阻滞剂（ARB）、利尿剂和β受体阻滞剂五类。降压治疗药物应用应遵循小剂量开始、首先选择长效制剂、联合应用和个体化的原则，具体怎么选择就交给专科医生好了。需要强调的是，随

着病程、季节等变化，血压水平是会发生变化的，需要根据监测结果作出及时调整降压方案。见图 11-8。

> 全面评估患者总体危险，在危险分层的基础上制定治疗方案：
>
> 很高危病人：立即开始对高血压及并存的危险因素和临床情况进行综合治疗；
>
> 高危病人：立即开始对高血压及并存的危险因素和临床情况进行药物治疗；
>
> 中危病人：先对患者的血压及其它危险因素进行为期数周的观察，评估靶器官损害情况，然后决定是否以及何时开始药物治疗；
>
> 低危病人：对患者进行较长时间的观察，反复测量血压，尽可能进行24小时动态血压监测，评估靶器官损害情况，然后，决定是否以及何时开始药物治疗。

图 11-8

三、血压控制水平

"医生，我发现高血压 5 年了，一直在吃药，为什么还是中风了？"吃药就代表血压控制了吗？截至 2002 年，我国高血压患者的知晓率为 30.2%，治疗率为 24.7%，而控制率只有 6.1%。也就是说我国约有 1.3 亿高血压患者不知道自己患有高血压；在知道自己患有高血压的人群中，约有 3000 万没有治疗；在接受降压治疗的患者中，有 75% 血压没有达到控制水平。虽然即使不达标，进行降压治疗也比不降压更有益处，但指标不达标就意味着不能有效预防心脑血管病的风险。那么究竟血压应该控制在什么水平呢？

降压讲求循序渐进，在患者能耐受的情况下，逐步降压达标。一般高血压患者，应该将血压（收缩压/舒张压）降至 140/90mmHg 以下；65 岁及以上的老年人的收缩压应控制在 150mmHg 以下，如能耐受还可进一步降低；伴有肾脏疾病、糖尿病或病情稳定的冠心病的高血压患者治疗应该更加个体化，一般建议将血压降至 130/80mmHg 以下，脑卒中后的高血压患者一般降压目标为＜140/90mmHg。对于急性期的冠心病或脑卒中的高血压患者，降压目标要视情况而定，还是咨询专业医生好了。

四、高血压危险因素的调控

前面我们说了,高血压之所以有那么大的危害除了有病因,有危险因素,还有帮凶,我们想要彻底打败高血压,光控制血压还是远远不够的,我们还得把它的帮凶一网打尽。

(一)调脂治疗

血脂异常是动脉粥样硬化性疾病的重要危险因素,高血压伴有血脂异常会显著增加心血管病发病危险,许多研究显示调脂治疗能有效降低高血压患者的心脑血管事件,并且小剂量调脂药物用于高血压合并血脂异常患者的预防是安全有效的。但是,并非所有的高血压患者都必须进行调脂药物治疗。降脂治疗对心血管疾病危险分层为中、高危者可带来显著临床获益,但对低危人群并没有发现明显获益。所以,基于安全性和费用的考虑,低危人群使用调脂药物治疗预防心血管疾病应十分慎重。目前,对高血压合并血脂异常的患者,建议积极降压治疗的同时辅以适度的降脂治疗:首先强调改变生活方式,如果严格控制生活方式3~4月后,血脂水平仍不能达到目标值,应该考虑药物治疗,首选他汀类药物。值得注意的是,他汀类药物有肝功能损害、横纹肌溶解等副作用,所以应用他汀类药物调脂过程中应定期到医院检测血常规、转氨酶(ALT 和 AST)和肌酸磷酸激酶(CK)。如有异常,及时调整剂量和用药。

(二)抗血小板治疗

国内外大量研究已经证实,抗血小板药物治疗可以显著降低高血压患者发生严重心血管事件的风险,常用的是阿司匹林,不同患者具体剂量不尽相同。由于阿司匹林的副作用,高血压患者长期应用时应注意:①未良好控制血压的高血压患者应用阿司匹林可能会增加脑出血的风险,所以高血压患者建议在血压控制稳定(<150/90mmHg)后开始使用阿司匹林。②在服用阿司匹林前应注意对患者进行筛查,包括有没有消化道疾病(溃疡病、出血等)、65 岁以上、同时服用激素或其他抗凝药或非甾体类消炎药等。如果有上述可能引起出血的高危因素,则应积极采取预防措施,包括筛查和治疗幽门螺杆菌感染,应用质子泵抑制剂,制定合理的药物联合抗栓方案等。③同时合并活动性胃溃疡、严重肝病、出血性疾病的高血压患者应该慎用或停用阿司匹林。同时如果患者阿司匹林不能耐受,可应用氯吡格雷(75 mg/d)代替。

（三）血糖控制

血糖升高与心血管危险密切相关，合并有糖尿病的高血压患者发生心血管病的风险更高，所以对于高血压患者来说，血糖控制同样不容忽视。降糖治疗的理想目标是空腹血糖≤6.1mmol/L 或 HbA1c（糖化血红蛋白）≤6.5%。对于独立生活、病程长、并发症多、自我管理能力较差的糖尿病患者，为了防止低血糖的发生，血糖控制应该相对宽松一点，空腹血糖≤7.0mmol/L或 HbA1c≤7.0%，餐后血糖≤10.0mmol/L 就可以了。对于中青年糖尿病患者，血糖控制要求相对比较严格，要求控制在正常水平，即空腹≤6.1mmol/L，餐后 2 小时≤8.10mmol/L，HbA1c≤6.5%。

（四）综合干预多种危险因素

高血压患者往往同时存在危险因素、靶器官损害、伴发临床疾患等多个心血管病危险组分，所以，除了前面我们描述的针对某一项危险组分进行干预外，更应强调对多种危险组分进行综合干预。对高血压患者进行综合干预有助于全面控制心血管危险因素，便于及早预防心血管病。高血压患者综合干预的措施包括许多方面，如前面提到的降压、调脂、抗栓治疗等。此外，有研究证实高同型半胱氨酸与脑卒中发生风险有关，添加叶酸治疗可降低脑卒中发生的风险，因此，对叶酸缺乏的人群进行叶酸的补充也是综合干预的措施之一。总之，对高血压患者的治疗应综合控制多种危险因素、保护心脑肾等靶器官、治疗已确诊的糖尿病等合并疾患，可以有效预防心脑血管病的发生。

（五）健康教育

目前全球公认的治疗高血压最科学有效的是"三套马车"方案，即生活方式调整、药物治疗和健康教育。我国的高血压防治存在的较大的误区就是重药物治疗，轻生活方式调整和健康教育。生活方式调整我们前面已经详细叙述过了，除此之外，学习和了解高血压的相关知识，做自己的私人医生，主动参与到与病魔的斗争中，也是每个高血压患者应该积极去做的事情，也是我们这本书的目的所在。

第十二章　帕金森病的康复

帕金森病(Parkinson's disease，PD)会影响大脑中产生多巴胺的神经细胞，症状包括有肌肉僵硬、震颤、言语及步态的改变等。治疗可缓解某些症状，但帕金森病是不可逆转的疾病。

第一节　概　述

一、什么是帕金森病

帕金森病主要影响人群是老年人，但近年来年轻人患病概率也有所增高。目前认为帕金森病症状的产生是由于控制身体运动的中脑神经细胞逐渐退化。通常首发症状会被忽略——一侧肢体肌肉有僵硬的感觉或力量减弱，或在静息状态下一侧手出现震颤。随着病程的发展，震颤恶化蔓延，肌肉变得僵硬，动作迟缓，平衡协调能力明显下降。此外，抑郁、认知能力下降、其他精神或情感上的问题也是常见的。

帕金森病通常在 50～65 岁之间发病，在这个年龄段，发病概率约 1%，男性发病率略高于女性。药物治疗可改善帕金森病症状，减少残疾风险。

二、发病机制

身体运动是由大脑中的基底节控制，正常基底节中，多巴胺与乙酰胆碱浓度保持平衡，且两者都参与神经冲动的传导。而在帕金森病中，产生多巴胺的细胞功能衰退，打乱了两种神经递质的平衡。研究人员认为，基因可能在这种细胞分解中发挥作用。在极少数情况下，帕金森病可能是由病毒感染或暴露于环境毒素，如杀虫剂、一氧化碳或金属锰引起。但多数情况下，帕金森病的病因未知。

三、危险因素

帕金森病的病因尚未明确,因此其危险因素较难确定。

(一)遗传因素

目前发现只有极少部分患者的亲属中亦患有帕金森病。但并未证实帕金森病家族史会增加患病概率。家族史可能是早发性帕金森病的危险因素,然而早发性并不常见。

(二)年龄老化

帕金森病的发病率和患病率随年龄增高而增加。据统计帕金森病多在60岁以上发病,提示衰老与发病有关。但65岁以上老年人中帕金森病的患病率并不高,因此,年龄老化只是帕金森病发病的危险因素之一。

(三)环境因素

一些研究表明,长期暴露于某些环境危险因素,如农药、化学物质或污染的井水可能会增加患病概率。

(四)其他

除了上述因素以外,严重的脑外伤可能增加患帕金森病的风险。而多项研究得到了一致的结论,吸烟与帕金森病的发生呈负相关,咖啡因也具有类似的保护作用。

四、预防

目前还没有有效方法来预防帕金森病。有研究表明,摄入更多的水果和蔬菜,高纤维的食物,鱼类和富含脂肪酸的油(地中海式饮食),以及少吃红色肉类、奶制品可能对预防帕金森病有一定作用。但其中机理如何还在研究中。

第二节　帕金森病的临床表现

帕金森病是缓慢进展型的运动障碍疾病。有些患者会首先出现无力的感觉,行走困难以及肌肉僵硬。也有患者首先出现头或手的震颤。非运动症状如抑郁、便秘和睡眠障碍等也成为帕金森病患者常见的主诉,它们对患者生活质量的影响其至超过了运动症状。

一、帕金森病常见的三大症状

(1)静止性震颤:约70%的患者以震颤为首发症状,多始于一侧上肢远端,静止时出现或明显,随意运动时减轻或停止,精神紧张时加剧,入睡后消失。手部静止性震颤在行走时加重。

(2)肌强直:患者典型的主诉为"我的肢体发僵发硬"。

(3)运动迟缓:患者动作变慢,始动困难,主动运动丧失。运动的幅度会减少,尤其是重复运动时,如面部表情动作减少,瞬目减少称为面具脸。说话声音单调低沉、吐字欠清。写字可变慢变小,称为"小写征"。行走的速度变慢,常曳行,手臂摆动幅度会逐渐减少其至消失。步距变小。夜间可出现翻身困难。到疾病晚期,患者因不能主动吞咽至唾液不能咽下而出现流涎。在发病初期,患者常常将运动迟缓误认为是身体无力,且常因一侧肢体的酸胀无力而误诊为脑血管疾病或颈椎病。早期患者的典型主诉为:"我发现自己的右手(或左手)使不上劲,没有以前灵活。走路的时候觉得右腿(或左腿)很重,提不起来,似乎有点拖拉。"

二、非运动症状

(1)鼻子失灵:研究证实,约有50%的帕金森病患者在疾病早期(可能在运动症状出现之前)会出现嗅觉丧失,但往往被忽视。

(2)便秘:便秘往往出现在帕金森病运动症状前,表现为大便费劲,好几天一次。

(3)失眠:约70%~80%的患者说自己有失眠的毛病。

(4)精神症状:坐立不安、注意力不集中、抑郁、情绪低落、疲劳感很强、焦虑,这些都是帕金森病患者常见的非运动性症状,而且也会在运动症状出现之前就出现。

三、帕金森病的分期

帕金森病通过许多不同方式影响患者的生活,因此患者症状各不相同。尽管症状可能轻度可能严重,可能经常发生或很少发生,帕金森病大致可分为5期。每个阶段持续时间各不相同,甚至会出现阶段的跳跃。

(1)一期:在疾病的初始阶段,患者通常会出现轻微的症状,如一侧肢体的抖动或震颤。通常朋友与家人能在这一阶段发现帕金森病患者的变化,如驼背姿势,平衡功能下降,面部表情僵硬等。

(2)二期:此阶段,患者的症状将从单侧发展至双侧,行走和平衡能力较一期下降明显。

(3)三期:进入三期后,症状日渐加重,包括无法行走或站立。同时,患者运动迟缓更加明显。

(4)四期:四期的症状比三期更严重。患者可能仍可以行走,但已经非常困难。身体僵硬及行动迟缓更为常见,患者已部分丧失生活自理能力。在疾病早期出现的震颤可能会在此期缓解甚至消失,原因不详。

(5)五期:患者已无法行走或站立,通常卧床或生活在轮椅上,日常生活需要人照料。

第三节　帕金森病诊断及临床测试

确诊帕金森病是非常困难的,特别在疾病早期。据统计,有近40%的患者被漏诊,而多达25%的患者被误诊。即使随着疾病的进展,临床表现也很难评估,并与其他疾病难以鉴别。如震颤可能在患者坐位时不出现,或身体姿态的改变会被误认为骨质疏松或年龄老化造成的。有些医生认为震颤是确诊为帕金森病的必要条件,然而约1/3的帕金森病患者可能并不会出现该临床表现。

此外,由于目前现有的实验室检查不能确诊帕金森病,使诊断工作难度增加。其他一些检查,如CT扫描,核磁共振(MRI),可用于排除有类似帕金森病症状的疾病。鉴于这种情况,医生需要长期观察患者症状,以识别震颤和僵硬的变化,并与其他疾病相鉴别。在对大脑和神经系统功能的检查后,医生有必要将患者的症状、活动能力、用药情况及生活环境与病史结合作出诊断。医生主要针对患者的反射、协调能力、肌肉力量及心理状况进行评估。作出精确的诊断是制定正确的治疗方案的前提。早期治疗对整个治疗效果有深远的影响。

由于帕金森病的诊断是基于医生对患者的检查,因此医生有经验的评估和诊断对帕金森病患者是至关重要的。如果怀疑是帕金森病,最好及时就诊于神经科。

一、PET

对于帕金森病患者,PET 扫描可用于评估参与运动的大脑区域的功能。PET 显像可见双侧基底节区有不同程度的代谢增高,因此目前认为PET 扫描可作为检查帕金森病的较好选择之一,但因价格昂贵而未被大众接受。

二、CT

CT 或计算机体层摄影术,使用 X 射线产生包括大脑在内的身体图像。帕金森病患者的 CT 成像中可有不同程度脑萎缩,脑室扩大,但无特征性所见,一般只作为参考。

三、MRI

MRI 使用磁铁、无线电波对人体产生清晰的图像。但与 CT 扫描一样,对于帕金森病患者无特征性所见,因此不作为主要诊断工具。

第四节　帕金森病的治疗及看护

帕金森病是一种不可逆的疾病,目前无有效治疗方法治愈患者,但可通过治疗缓解临床症状。

治疗帕金森病往往是"团队合作",不仅涉及神经内科医生,也包括多个其他专家,有神经科医生、物理治疗师、作业治疗师、言语治疗师、营养师等。虽然不同患者的治疗目标各不相同,但在多数情况下,帕金森病的治疗目标为:维持目前的生活质量;提高身体灵活性及功能;减轻僵硬;减轻震颤,改善动作迟缓;改善姿势、步态、平衡、言语以及书写功能;保持头脑清晰。

一、帕金森病的药物治疗

多数患者可通过处方药改善临床症状。标准的药物治疗是通过增加多巴胺水平来恢复神经递质乙酰胆碱与多巴胺之间的浓度平衡。

常见的药物有：

（1）左旋多巴：是最常见的帕金森病处方药，为抗震麻痹药。左旋多巴的不良反应分为早期和长期两大类。早期主要以消化道为主，厌食、恶心、呕吐、食欲不振等。为了抑制恶心和其他可能的副作用，临床上将相关药物卡比多巴与左旋多巴结合，该药物商品名为息宁。通常很少有患者单独服用左旋多巴。但如果患者只需要左旋多巴，不能在餐中服药或者同时服用维生素 B6，这样可能会影响药效。多数医生尽量不在早期让患者服用左旋多巴，因为随着时间推移，该药的有效性会降低。但是，也有一些争议认为左旋多巴对疾病疗效显著，而更需要早期干预。因此临床药理研究着重于如何抵消损失的有效性。

（2）儿茶酚—氧位—甲基转移酶抑制剂（COMT-inhibitors）：主要有恩他卡朋和托卡朋，多与左旋多巴合用。他们通过减少左旋多巴代谢而缓解疾病症状。目前临床上使用托卡朋较少，因为它有可能导致肝损害。此外还有一种三合一（左旋多巴/卡比多巴/恩托卡朋）的复方制剂达灵复。卡比多巴可有效减轻左旋多巴的副作用，而恩他卡朋可延长左旋多巴在大脑中的作用时间。

（3）单胺氧化酶 B 型（MAO-B）抑制剂：促进脑内多巴胺的功能。通常在帕金森病早期单独服用或中后期与其他药物联用。主要有司来吉兰和雷沙吉兰。在与其他药物联用时，可能会出现一些药物副作用，因此通常为单独使用。

（4）多巴胺受体激动剂：兴奋大脑中多巴胺受体，来减轻患者的运动障碍，对震颤为主要症状的帕金森病患者有较好的疗效。体位性低血压、脚踝水肿和精神异常等副作用发生率较高。

（5）其他药物：包括有金刚烷胺、安坦等都可控制多种帕金森病症状。

至今为止，神经内科医生和神经外科医生已经尝试过多种方法将产生多巴胺的细胞移植入帕金森病患者的大脑中，而不是试图通过药物去纠正神经递质的失衡。目前使用干细胞来移植的研究仍处于早期阶段，但我们将拭目以待。

同时，科学家们也在研究胶质细胞源性神经生长因子治疗帕金森病和

155

其他神经退行性病变的有效性。有研究表明,注射这种神经生长因子有可能助于大脑及脊髓内受损的神经细胞恢复,特别是那些产生多巴胺的神经细胞,可有助于肌肉运动。

因此,可能在不久的将来,帕金森病患者无需终身服药,而又更为方便有效的治疗方法取代目前大量的药物治疗。

二、手术治疗

(1)深部脑刺激(DBS)。DBS 是阻止部分大脑活动的一种方法。电极放置于丘脑(治疗特发性震颤)或苍白球和丘脑底核(治疗帕金森病)。电极通过导线连接起搏装置,起搏装置通常植入于锁骨下方,胸部皮下。当装置启动,该装置会发出连续的电脉冲到大脑目标区域,阻断引起震颤的冲动。

DBS 有许多显著的优点。首先,对比于神经核团毁损术,DBS 不破坏大脑的任何部分,因此它的并发症少,并且毁损术后的患者无法接受以后可能的新疗法;DBS 可改善超过 70% 的帕金森病患者的临床症状,同时多数患者的药量随之减少;DBS 的另一个优点是可以作刺激器调整的治疗计划,随时作改变,以符合最理想的临床结果,因此可以将临床效果推至最佳,同时也可以将副作用减至最小;DBS 植入过程是安全的,若 DBS 产生副作用,它可随时关闭。

DBS 对于以下症状有较好的作用:如震颤、运动迟缓、僵硬以及平衡步态问题。对于不自主运动较多的患者,在 DBS 后也有不同程度地减少不自主运动,因为他们的药量减少了。

DBS 同样存在一定的手术风险。约有 2%～3% 的患者可能有永久性的并发症,如瘫痪,思维、个性改变,癫痫发作和感染。

目前,帕金森病经 DBS 治疗的效果是肯定的,然而合适的病人选择、最佳的 DBS 电极植入、最佳的术后病人管理是 DBS 治疗帕金森病取得良好效果的必要条件。目前我国已经进行 DBS 治疗帕金森病近千例。当然,DBS 治疗亦有其缺点,如刺激器较昂贵,且需更换电池,异物植入可能引起感染和排异反应等。

(2)γ 刀治疗。当一些患者不能用 DBS 来减轻帕金森病症状时,如需长期服用抗凝药物的患者,用 γ 刀这种非侵入性的外科手术可能有益于患者。虽然 γ 刀不像 DBS 那样有效,但它确实成为一些患者的治疗方法。

三、替代治疗

替代疗法,在一般情况下,是用来描述任何没有被科学记录或确定为安全有效的治疗方法。替代疗法包括各种学科,有针灸、按摩、瑜伽、生物反馈、香薰疗法、催眠等。

四、言语治疗

构音障碍(说话困难)和吞咽困难会严重限制帕金森病患者的日常生活能力。但都可以在言语治疗师那里得到治疗。

这里我们将简单介绍几个小方法帮助患者保持或提高言语水平:

(1)选择低噪声的环境。

(2)语速放慢。

(3)尽量保持面对面的交谈,说话时看着对方,这样能帮助互相理解。

(4)使用简短的短语,每一口气说一个或两个词。

(5)通过延长元音和夸大辅音来表达。

(6)当需要长时间谈话时,选择一个舒适的姿势。

(7)肌肉练习前与治疗师沟通。

(8)疲劳对说话会有显著影响,因此在谈话或打电话前做好充分休息。

(9)如果声音变得无力和低沉,可以考虑用扩音器。

(10)当出现与他人沟通困难,以下策略可能会有帮助:

- 用笔和纸将需表达的意思写出来。
- 在谈话之前先确定话题。
- 使用电报式言语,省去不必要的词语。

五、物理及作业治疗

目前,帕金森病的神经性损伤不可逆,因此物理治疗不能治愈帕金森病,但能帮助患者不断地适应与调节疾病带来的变化。所谓的"适应,调节"包括学习新的运动模式,策略以及使用辅助器。物理治疗师会教导患者运动,从而提高肌力,减少肌肉量流失。很多运动是家庭式的,因此患者可自己在家练习。物理治疗的目标是通过改善患者的运动功能,减轻疼痛来提高患者独立性及生活质量。

除了物理治疗,作业治疗在帕金森病患者康复中也扮演不可或缺的角色。作业治疗包括：上肢及手部治疗、手写辅助、提供家庭环境改造信息、家务劳动、进餐、人工或电子轮椅使用、厕所及浴室的使用、穿衣及个人洗漱。

在许多帕金森病病人中，由于身体上的限制，社会关系弱化而导致抑郁症的产生。因此抗抑郁治疗也应及时介入。

此外，适量的运动、合理的饮食与积极的态度对患者的康复也会有一定的帮助。

第十三章 糖尿病的康复

第一节 糖的生产利用

一、糖在体内的储存形式

在人体内糖的主要形式是葡萄糖及糖原。葡萄糖是糖在血液中的运输形式,在机体糖代谢中占据主要地位。糖原是糖在体内的储存形式,它是葡萄糖的多聚体,包括肝糖原、肌糖原和肾糖原等。葡萄糖与糖原都能为体内氧化提供能量。食物中的糖是机体中糖的主要来源,被人体摄入经消化成单糖吸收后,经血液运输到各组织细胞进行合成代谢与分解代谢。

二、糖的来源

人体血糖主要来源于食物,食物经过一系列消化吸收,最终转化成体内的血糖;血糖的直接来源于存在体内的肝糖原分解,另外,还有糖异生途径,糖异生最重要的生理意义是在空腹或饥饿情况下维持血糖浓度的相对恒定,即由非糖物质如甘油、乳酸及生糖氨基酸通过糖异生作用生成葡萄糖。

三、糖的去路

人体内糖的主要去路就是在各组织中氧化分解提供能量;或在肝脏、肌肉等组织进行糖原合成,以糖原的形式储蓄起来,以备不时之需;另外糖可转变为其他糖及其衍生物,如核糖、氨基糖和糖醛酸等;还可转变为非糖物质,如脂肪、非必需氨基酸等。

通过图 13-1 可简单理解糖的生产利用。人体像一艘货轮,上面装载数吨糖,一部分糖可直接作为能源被工厂利用,另一部分暂时被货车运输至仓库也就是肝脏储存起来,直接供应的糖不够工厂使用时,再被从仓库运输出去利用,还有一部分糖被货车运至肌肉脂肪组织变成脂肪、氨基酸等长期保存起来。

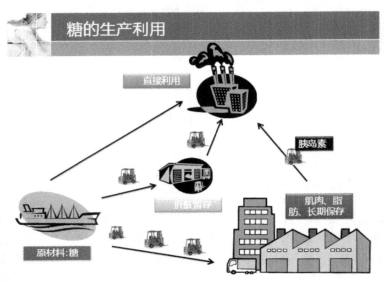

图 13-1

第二节　胰岛素分泌的调节

一、胰岛素的作用

胰岛素是由胰脏内的胰岛 B 细胞受内源性或外源性物质如葡萄糖、乳糖、核糖、精氨酸、胰高血糖素等的刺激而分泌的一种蛋白质激素。胰岛素是机体内唯一降低血糖的激素,同时促进糖原、脂肪、蛋白质合成。外源性胰岛素主要用来糖尿病治疗。

二、血糖的调节

血糖是人体组织能量供应的主要来源。进餐后,随着糖的吸收,血浆葡萄糖升高,刺激胰岛素分泌,抑制糖异生及糖原分解,降低肝脏葡萄糖输出,并且可以刺激一些外周组织,特别是骨骼肌和脂肪组织对葡萄糖摄取,通过这些作用降低血糖水平。

　　血糖浓度是调节胰岛素分泌最重要的因素,当血糖浓度升高时,B 细胞分泌胰岛素增加,从而降低血糖。当血糖降低至正常水平,胰岛素分泌恢复至基础水平。其次对胰岛素分泌起调节作用的还有氨基酸和脂肪酸,其中以精氨酸和赖氨酸的调节作用最强。氨基酸含量与胰岛素分泌强度呈正相关。另外,胃泌素、促胰液素、胆囊收缩素及抑胃肽等激素也能影响胰岛素的分泌。

第三节　糖尿病分类及发生

　　目前最为常见的糖尿病的种类有三种:Ⅰ型糖尿病、Ⅱ型糖尿病以及妊娠糖尿病。本节主要介绍下Ⅰ型糖尿病和Ⅱ型糖尿病。

一、Ⅰ型糖尿病

　　这一类型的糖尿病患者占总数的 5%～10%。发病年龄多在 30 岁以下,成年人、老年人发病较少,它是身体中不能产生"胰岛素"这一使血糖降低的物质,因此他们需要规律地注射胰岛素,以使血糖水平维持在正常范围内。Ⅰ型糖尿病患者需依赖注射胰岛素存活,否则会出现酮症酸中毒、高渗性昏迷等急症,如不及时治疗则有可能会出现生命危险。

二、Ⅱ型糖尿病

　　这一类型的糖尿病患者占总数的 80%～90%。多数发病在 35 岁以后,起病缓慢、隐匿,有些病人是在健康体检时发现的。体重超重或肥胖者居多。这一类型的糖尿病多发生于成年,特别是老年发病,但也可能在儿童期发病,平时一般可以不用胰岛素治疗。Ⅱ型糖尿病是患者胰腺 B 细胞功能缺陷,部分细胞没有分泌胰岛素的能力,再者身体中的细胞对胰岛素作用不敏感,即发生了"胰岛素抵抗",使胰岛素不能起到有效的降糖作用,上述两种原因引起了Ⅱ型糖尿病。人体为了克服胰岛素抵抗,胰腺需要卖力工作,分泌出较多的胰岛素,以代偿胰岛素抵抗所带来的不足,使血糖水平维持在较为正常的范围内。当人体胰腺精疲力竭后,进餐后这种胰腺的无力表现得更加明显,因此使得葡萄糖在血液中蓄积,血糖水平超出正常范围,从而引起Ⅱ型糖尿病发生。随着体重的增加、体育活动的减少,Ⅱ型糖尿病中的这种情况会进行性加重。

第四节　糖尿病分期

一、糖尿病前期

糖尿病前期是介于糖尿病和正常血糖之间的一种状态,被认为是糖尿病的必经阶段,是糖尿病的预警信号。糖尿病前期的特征是糖调节受损(IGR),包括空腹血糖调节受损(IFG)和糖耐量受损(IGT)。空腹血糖损伤和糖耐量受损可单独或合并存在,它们都是引起糖尿病的高危危险预兆,两者也都与动脉粥样硬化性心血管病变风险上升有关。

空腹血糖受损(IGR)是指餐后 2 小时血糖正常 <7.8mmol/L($<$140mg/dL);而空腹血糖高于正常,但尚未达到糖尿病水平,即 $\geqslant$6.1mmol/L($\geqslant$110mg/dL)但$<$7.0mmol/L($<$126mg/dL)。

糖耐量受损(IGT)是指餐后 2 小时血糖在 7.8~11.1mmol/L(140~199mg/dL)。

二、糖尿病

糖尿病的临床诊断标准是糖尿病症状加任意时间血糖$\geqslant$11.1mmol/L(200mg/dL),或空腹血糖(FPG)$\geqslant$7.0mmol/L(126mg/dL),或糖耐量试验(OGTT)2 小时后血糖(见表 13-1)。

表 13-1　糖尿病诊断标准

1. 糖尿病症状＋任意时间血糖水平$\geqslant$11.1mmol/L(200mg/dL)
或
2. 空腹血糖(FPG)水平$\geqslant$7.0mmol/L(126mg/dL)
或
3. OGTT 试验中,2h 血糖水平$\geqslant$11.1mmol/L(200mg/dL)

第五节　糖尿病的表现

一、糖尿病典型表现

血糖升高后,血中的含糖量超过正常,血管中血液渗透压升高,高于血管外渗透压,从而造成血管外组织中的水分进入血管内,最终多余的水分经肾脏排出,便出现多尿现象,继而因口渴而多饮。糖尿病患者因外周组织对糖的利用障碍,脂肪和蛋白质为继续供应机体能量,分解消耗增多,患者出现逐渐消瘦。为了补偿损失的糖分,维持机体活动,患者常多食。故糖尿病患者出现典型"三多一少"症状,即多饮、多尿、多食和消瘦,Ⅰ型糖尿病多表现的更典型。见图 13-2。

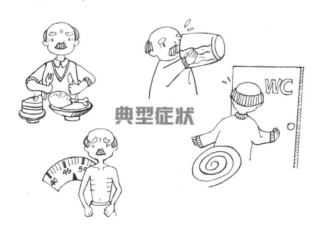

图 13-2

二、反应性低血糖

有部分糖尿病患者首发症状是反应性低血糖,因进食后胰岛素分泌高峰延迟,进食后 3 至 5 小时血浆胰岛素水平不适当地升高引起。主要表现为发作性的心慌、出汗、乏力,有"不由自主"的感觉等。见图 13-3。

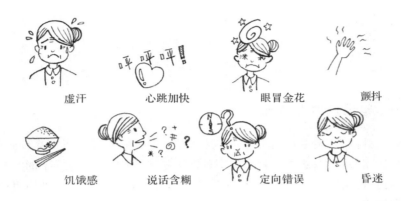

虚汗　　　　心跳加快　　　　　眼冒金花　　　颤抖

饥饿感　　说话含糊　　　　定向错误　　昏迷

图 13-3

第六节　糖尿病并发症

一、急性并发症

一些患者常以糖尿病的急性并发症为首发表现,糖尿病的急性并发症有糖尿病酮症酸中毒和高渗性糖尿病昏迷。酮体生成量剧增导致了糖尿病酮症酸中毒,发生前数天可有多尿、烦渴多饮和乏力,随后出现恶心呕吐、头痛烦躁、嗜睡、呼吸深快,呼气中有烂苹果味。严重时出现昏迷。而高渗性糖尿病昏迷无酮症酸中毒样大呼吸,其他症状两者相似。常见急性并发症见图 13-4。

糖尿病患者常发生疖、痈等皮肤毛囊炎化脓性感染。女性糖尿病患者常发生真菌性阴道炎和巴士腺炎,多为白念珠菌感染所致。泌尿道感染也是常见并发症,也好发于女性患者。

二、慢性并发症

糖尿病患者常见的慢性并发症有大、中血管和微血管病变,大中血管病变的病理变化为动脉粥样硬化,主要侵犯主动脉、冠状动脉、脑动脉、肾动脉和肢体外周动脉等。微血管病变主要表现在视网膜、肾、神经、心肌组织,其中尤其以糖尿病肾病和视网膜病为主。糖尿病神经病变部位以周围神经为

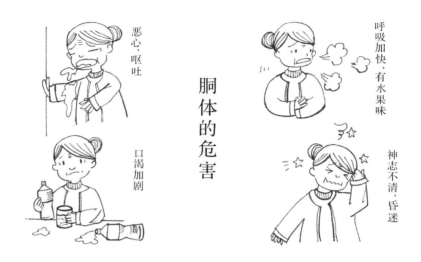

恶心、呕吐

呼吸加快，有水果味

躯体的危害

口渴加剧

神志不清、昏迷

图 13-4

最常见，通常为对称性，下肢较上肢严重，先出现肢端感觉异常，有袜子或手套样异常感觉，伴麻木、刺痛或如踩棉花感。慢慢地累及运动神经，至肌肉力量减弱甚至瘫痪。另外，糖尿病足也是糖尿病慢性并发症之一，它是致残主要原因，花费巨大。对于糖尿病足的处理，强调注意预防，防止外伤、感染，积极治疗末梢神经病变。

第七节　糖尿病的药物治疗

一、口服药物治疗

磺脲类药物，其降糖的机制主要是刺激胰岛素分泌，但用该药的前提是胰腺有一定的胰岛功能。常用的磺脲类药物有格列苯脲、格列齐特、格列吡嗪、格列美脲等。此类药物的禁忌证包括严重肝、肾功能不全；严重感染，创伤及大手术期间，临时改用胰岛素治疗；糖尿病酮症酸中毒期间，临时改用胰岛素治疗等。磺脲类药物的主要副作用是低血糖反应，与制剂过大、饮食不当、使用长效制剂或应用增强磺脲类降糖作用的药物有关。尤其多见于肝脏、肾脏功能不全和老年患者，并有可能在停药后低血糖仍反复发作。

非磺脲类药物，其降糖机制和磺脲类相似，也作用在胰岛 B 细胞上，模拟胰岛素生理性分泌。常用制剂有瑞格列奈、那格列奈。它的禁忌证、副作用与磺脲类相同。

双胍类降糖药，其降糖作用是通过增加外周组织对糖的利用，增加葡萄糖的代谢，减少胃肠道对糖的吸收，降低体重。该类药物有二甲双胍、丁福明，禁忌用于严重肝、肾、心、肺疾病，消耗性疾病，营养不良，缺氧性疾病，糖尿病酮症酸中毒，伴有严重感染、手术、创伤等应激状况，临时改用胰岛素治疗；糖尿病孕妇。双胍类的最常见不良反应是胃肠道反应，表现为恶心、呕吐、食欲下降、腹痛、腹泻以及头痛、头晕等。乳酸酸中毒，多见于长期、大量应用双胍类的患者。

α-葡萄糖苷酶抑制剂，α-糖苷酶在食物的吸收过程中起着重要的作用，食物必须与这种酶结合才能被消化吸收而使血糖升高。α-糖苷酶抑制剂的作用部位在小肠上段，它通过可逆性地抑制肠系膜刷状缘的 α-糖苷酶，延缓 α-糖苷酶将多糖如淀粉、寡糖等分解为葡萄糖，从而减慢葡萄糖的吸收速度，降低餐后血糖。临床常用的制剂有阿卡波糖、伏格列波糖和米格列醇。此类药物的禁忌证包括肝肾功能明显减退，孕妇、哺乳期妇女及 18 岁以下人群有明显消化吸收障碍的慢性肠功能紊乱者、炎性肠病、肠道器质性病变者。这类药物的副作用主要有胃肠道反应，如腹胀、腹痛、腹泻、胃肠痉挛性疼痛、顽固性便秘等。

胰岛素增敏剂，其作用主要是提高细胞对胰岛素作用的敏感性，减轻胰岛素抵抗。目前常用的制剂有罗格列酮、吡格列酮。本类药物的主要不良反应为水肿，有心力衰竭倾向或肝病者不用或慎用。

二、胰岛素治疗

胰岛素治疗主要用于 I 型糖尿病，糖尿病急性并发症伴高血糖，合并重症感染、消耗性疾病、肾病、视网膜病变、神经病变、脑卒中等，因存在伴发病需外科手术的围手术期，妊娠和分娩，II 型糖尿病经饮食和运动控制不佳，全胰腺切除激发高血糖。胰岛素制剂根据作用快慢和维持时间分为短效、中效、长效。短效胰岛素主要控制 1 餐后高血糖，中效胰岛素主要控制 2 餐后高血糖，以 2 餐后为主，长效胰岛素无明显作用高峰，主要提供基础水平胰岛素。胰岛素治疗主要不良反应是低血糖反应，与剂量过大或饮食失调有关，多见于 I 型糖尿病者。

第八节　运动与血糖

一、运动对糖尿病发生的影响

缺少运动与糖尿病发病关系是肯定的。不论是行走还是剧烈运动均能降低糖尿病发病的危险,并且运动强度越大,发生糖尿病的相对危险性就越低。每周一次的快走或骑车运动即能显著改善空腹血糖水平的控制和降低糖尿病的发病率;如果每天都进行规律的体育运动,糖尿病发病的相对危险性下降 15%～60%。见图 13-5。

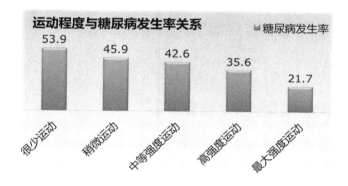

图 13-5

二、运动对糖尿病发展的影响

运动能改善糖尿病发病的危险因素,同样也能改善葡萄糖耐量降低和空腹血糖受损状态。具体表现为增加骨骼肌对糖的直接利用,提高胰岛素敏感性,提高骨骼肌的贮糖能力,降低糖累积效应。

三、运动对胰岛素抵抗的影响

胰岛素抵抗是指胰岛素效应器官对胰岛素生理作用不敏感的一种病理生理状态,其是糖调节受损和糖尿病发展的关键问题,急性运动和长期耐力训练可增加胰岛素敏感性。具体是通过增加机体细胞膜上胰岛素受体的数量,从而使肝脏、骨骼肌细胞和脂肪组织对胰岛素作用的敏感性增加、胰岛素和受体的亲和力增加、胰岛素抵抗改善。见 13-6。

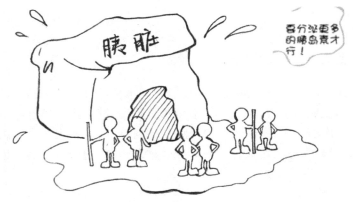

人体胰脏不甘自己分泌派出的军兵(胰岛素)失败,就加大造兵、派兵力度,但随着用兵量的不断增大,胰脏会因造兵、派兵而透支,最终累坏胰腺,无兵可派。

图 13-6

四、运动对糖尿病并发症影响

坚持运动训练可明显改善糖尿病患者的心理状态,包括使患者自信心增强,焦虑感减轻,恐惧缓解等。

坚持运动训练可有效改善糖尿病患者的抑郁状态。

运动训练通过降低体重及改善呼吸道生理解剖等作用,有效地改善睡眠—呼吸暂停综合征的睡眠状况,进而达到改善糖尿病患者血糖控制效果,提高患者的生活水平等。

第九节　糖尿病人群运动处方

一、运动处方的定义

运动处方是 20 世纪 50 年代美国生理学家卡波维奇首次提出,它有别于临床药物治疗,而是强调躯体的运动,它是指导人们有目的、有计划及科学地进行锻炼的方式。运动处方常由康复科医生制定,由治疗师指导患者按身体基本状况、心肺适应能力及运动器官的机能水平等，根据处方制定个体化的运动方案。一般说来，运动处方的基本内容包括运动方式、运动频率、运动强度、运动时间及注意事项等。

二、运动处方的内容

运动方式，如有氧耐力运动（健步走、太极拳、慢跑、骑自行车、登山、游泳等）可提高心肺适应能力。抗阻运动可以提高肢体的力量、耐力、抵抗力及柔韧性。

运动频率，指每周的锻炼次数，即每日或每周运动的次数。一般每日或隔日运动一次，但应视运动量的大小而定。运动量较大时，休息间隔时间稍长些。一般来说，为维持心肺适应能力，每周进行 3～4 次、每次 30～60 分钟中等强度的有氧运动即可达到目标。

运动强度，指运动对人体生理刺激的程度。它是构成运动量的因素之一。常用生理指标表示其量值。如以心率衡量学校体育课运动量的大小，一般认为，120 次/分以下的运动量为小；120～150 次/分的运动量为中等；150～180 次/分或超过 180 次/分的运动量为大。

运动持续时间，在训练肢体耐力时，采用持续训练，但需要规定运动持续时间的多少。在肢体力量的训练中，需要规定完成每个动作的重复次数、每组练习所需要的时间、共需完成几组及两组的间歇时间等。

注意事项，在制定运动处方时，要清楚患者的具体情况，如年龄、是否有心脑血管疾病、骨质疏松等基础疾病，在运动过程中需监测心率、血压，要防止跌倒。

三、制定运动处方前的测试内容

静态指标，是锻炼者在安静状态下的心功能状态，如心率、血压、脉搏、心电图、骨密度及血常规、血糖、血脂、凝血功能等。

体适能测定，体适能是指人体所具备的有充足的精力从事日常工作（学习）而不感疲劳，同时有余力享受休闲活动的乐趣，能够适应突发状况的能力。提高体能训练的方法有很多种，如敏捷训练、力量训练、爆发训练、强化身体体能。所以一个理想的运动处方应当建立在对个体运动负荷试验反应的客观评价基础上。体适能测试包括 30 秒坐站试验，30 秒上肢负重屈肘试验，身高与体重、腰围、臀围，座椅体前屈测验，6 分钟走路测验。为了使运动处方更个体化,应对锻炼者的肌肉和柔韧适能进行测试与评价。见图 13-7。

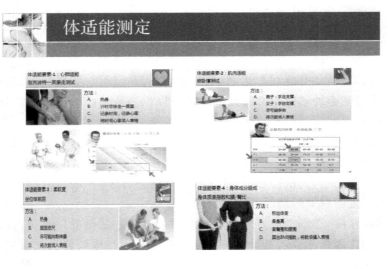

图 13-7

第十节　糖尿病人群运动处方的制定

一、糖尿病人群运动方式

有氧运动,糖尿病患者的有氧运动项目以中低强度的有节奏的节律性运动为好,可选择散步、慢跑、骑自行车、游泳,以及全身肌肉都参与活动的中等强度的有氧体操(如医疗体操、健身操、木兰拳、太极拳)等,此类运动方式易避免对关节韧带冲击较大的运动。

抗阻运动,也称力量练习,训练肌群以人体大肌群为主。力量练习的原则有运动范围要足够大,要缓慢而稳定地运动,运动过程中不要憋气,并尽量保持脊柱正中位。

有氧运动和抗阻训练的混合运动对Ⅱ型糖尿病患者的血糖控制效果好,尤其对于血糖控制不良者。联合抗阻和有氧运动可获得更大程度的代谢改善。虽然有氧运动在代谢其他方面有改善作用,但在糖耐量和血糖长期控制方面作用并不显著。相对于常规有氧运动,完善的抗阻训练方案,可动员更多的肌群参与运动降低血糖。

二、糖尿病人群运动强度

运动强度较低的运动,能量代谢以利用脂肪为主;运动强度中等的运动,则有明显的降低血糖和尿糖的作用。一般控制心率不超过50%～70%的靶心率,主观用力感觉等级(RPE)为12～13RPE,通过说话也可判断运动强度,如果在运动过程中能轻松唱出每个字,需要提高强度,如不能一口气说完,需要降低强度,能说一句短句,呼吸深但感觉舒服,此时是最适运动强度。经过一段时间的运动锻炼,运动后疲劳第二天早上能恢复,血糖波动比以前平稳,血压保持平稳或有所下降,体重指数(BMI)稳定或下降,精神状态有明显改善,说明这段时间的运动强度是合适的。见表13-2。

表 13-2　主观用力程度分级表(RPE)

RPE	主观运动感觉	相应心率
6	安静	
7	非常轻松	70
8		
9	很轻松	90
10		
11	轻松	110
12		
13	稍费力	130
14		
15	费力	150
16		
17	很费力	170
18		
19	非常费力	195
20		最大心率

三、糖尿病人群运动时间及频率

中等强度有氧运动，每次运动 30 分钟以上。高强度抗阻或有氧运动，每次 20 分钟以上。每周可每天运动或每周运动 3 次以上，间隔不超过 2 天。

四、注意事项

糖尿病人群每天最好在固定时间段运动锻炼，餐后 1 小时再开始运动锻炼，避开降糖药物作用高峰时间。如果早餐前运动一定要查血糖，补充食物。在运动开始和结束要有 10～15 分钟的热身和整理运动，可做些肌肉、韧带的牵伸、关节的活动等。

第十一节　糖尿病合并其他并发症的运动选择

对于一些糖尿病合并其他疾病的人群，我们可参照图 13-8 的运动选择。

合并症	强度	时间	频率	方式
冠心病	低	20～45分钟	3～4天/周	太极拳、步行、骑车等有氧运动
糖尿病心肌病	低	20～45分钟	3～4天/周	太极拳、步行、骑车等有氧运动
高血压	低、中	≥30分钟	大于4天/周	太极拳、瑜伽、步行等舒缓放松的有氧运动
闭塞性动脉硬化症	中	≥30分钟	每天一次	躯干和非受累肢体的牵张训练、手摇车等有氧运动
糖尿病合并慢性阻塞性肺病	中	≥30分钟	2～5天/周	有氧运动、抗阻训练

图 13-8

第十四章　老年慢性阻塞性肺疾病的康复

慢性阻塞性肺疾病(chronic obstructive pulmonary disease，COPD)是一种常见的以持续气流受限为特征的肺部疾病,气流受限不完全可逆、呈进行性进展,它是可以有效预防和治疗的疾病。慢性阻塞性肺疾病主要累及肺部,但也可以引起肺以外各器官的损害。慢阻肺可以存在多种并发症,急性加重和并发症影响患者整体疾病的严重程度。老年男性吸烟者,易患有此病,表现为咳嗽、咳痰、呼吸困难等。

慢性阻塞性肺病患病人数多,死亡率高,社会经济负担重,已成为影响人类健康的重大的公共卫生问题。

第一节　主要危险因素

慢性阻塞性肺疾病的确切病因尚不清楚,所有与慢性支气管炎和阻塞性肺气肿发生有关的因素都可能参与慢性阻塞性肺疾病的发病。已经发现的危险因素大致可以分为外因(即环境因素)与内因(即个体易患因素)两类。见图 14-1、图 14-2。

一、外因

1. 吸烟

吸烟是目前公认的慢性阻塞性肺疾病已知危险因素中首位。吸烟者慢性支气管炎的患病率比不吸烟者高 2～8 倍,烟龄越长,吸烟量越大,慢性阻塞性肺疾病患病率越高。烟草中含焦油、尼古丁和氢氰酸等化学物质,长期吸烟可使支气管上皮细胞变短、不规则,纤毛运动发生障碍,黏液分泌增多,降低局部抵抗力,削弱吞噬细胞的吞噬、灭菌作用。还会引起支气管痉挛,增加气道阻力,破坏肺弹力纤维,诱发肺气肿形成。

研究同时发现，被动吸烟与慢性阻塞性肺疾病的发生明显相关。孕期妇女吸烟可能会影响胎儿肺脏的生长及在子宫内的发育，并对胎儿的免疫系统功能有一点的影响。

2. 空气污染

化学气体如氯气、二氧化硫等，对支气管黏膜有刺激作用和细胞毒性作用。空气中的烟尘或二氧化硫明显增加时，慢性阻塞性肺疾病急性发作显著增多。其他粉尘如煤尘、棉尘、二氧化硅等也刺激支气管黏膜，使气道清除功能遭受损害，为细菌入侵创造条件。慢性阻塞性肺疾病的危险因素还可能与烹饪时产生的大量油烟和燃料产生的烟尘有关。

3. 职业粉尘和化学物质

接触职业粉尘及化学物质，如雾霾、工业废气及室内空气污染等，浓度过高或时间过长时，均可能产生与吸烟类似的慢性阻塞性肺疾病。

4. 呼吸道感染

肺炎链球菌和流感嗜血杆菌可为慢性阻塞性肺病急性发作的主要病原菌，病毒对慢性阻塞性肺疾病的发生和发展起着重要的作用。

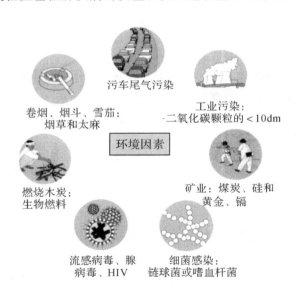

卷烟、烟斗、雪茄：
烟草和太麻

污车尾气污染

工业污染：
二氧化碳颗粒的 <10dm

环境因素

燃烧木炭：
生物燃料

矿业：煤炭、硅和
黄金、镉

流感病毒、腺
病毒、HIV

细菌感染：
链球菌或嗜血杆菌

图 14-1

二、内因

尽管吸烟是已知的最重要的慢性阻塞性肺疾病发病危险因素,但在吸烟人群中只有少数人(10％～20％)发生慢性阻塞性肺疾病,说明吸烟人群中其易患性存在着明显的个体差异。导致这种差异的原因还不清楚,但已明确下列内因(即个体易患性)具有重要意义:

1. 遗传因素

流行病学研究结果提示慢性阻塞性肺疾病易患性与基因有关,但慢性阻塞性肺疾病肯定不是单基因疾病,其易患性涉及多个基因。

2. 气道高反应性

国内国外的流行病学研究结果均表示,气道反应性增高者其慢性阻塞性肺疾病的发病率也明显增高,两者关系密切。

3. 肺发育、生长不良

在怀孕期、新生儿期、婴儿期或儿童期由各种原因导致肺发育或生长不良的个体在成人后容易患慢性阻塞性肺疾病。

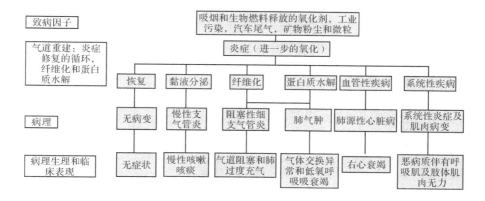

图 14-2

第二节　慢性阻塞性肺疾病的康复综合评估

一、病史

（1）吸烟史：多有长期较大量吸烟史。

（2）职业性或环境有害物质接触史：如较长期粉尘、烟雾、有害颗粒或有害气体接触史。

（3）家族史：慢性阻塞性肺疾病有家族聚集倾向。

（4）发病年龄及好发季节：多于中年以后发病，症状好发于秋冬寒冷季节，常有反复呼吸道感染及急性加重史。随病情进展，急性加重愈渐频繁。

（5）慢性肺源性心脏病史：慢性阻塞性肺疾病后期出现低氧血症和高碳酸血症，可并发慢性肺源性心脏病和右心衰竭。

二、全身体格检查

检查项目包括肺气肿的程度、横膈活动度、呼吸方式；肺部啰音的分布、性质、强弱；以及心脏的大小、心音和杂音的性质、响度；肝脏的大小，有无肝静脉回流征；下肢有无水肿等与心肺功能相关的症状。

三、营养评价

营养状态对于慢性阻塞性肺疾病患者来说既是判断预后的指标，又是指导运动疗法的指标。最常用的指标是身体重量指数（BMI），BMI 的计算公式为体重/身高的平方。$BMI < 21 kg/m^2$ 为低体重，$21 kg/m^2 < BMI < 25 kg/m^2$ 为正常体重，$BMI > 30 kg/m^2$ 为超重。

四、血气分析

主要评价指数是氧饱和度。如运动前氧饱和度持续低于 90%，不宜进行运动训练；运动后氧饱和度低于 90%，应减少运动量或在吸氧状态下进行运动。

五、症状评估

见图 14-3。

	改良英国 MRC 呼吸困难指数（mMRC）
0 级	我仅在费力运动时出现呼吸困难
1 级	我平地快步行走或步行爬小坡时出现气短
2 级	我由于气短，平地行走时比同龄人慢或者需要停下来休息
3 级	我在平地行走 100 米左右或数分钟后需要停下来喘气
4 级	我因严重呼吸困难以至于不能离开家，或在穿、脱衣服时出现呼吸困难

CAT 量表			
不同状况及其评分尺			得分
1. 我从不咳嗽	0 1 2 3 4 5	我总是咳嗽	
2. 我肺里一点痰也没有	0 1 2 3 4 5	我肺里有很多很多痰	
3. 我一点也没有胸闷的感觉	0 1 2 3 4 5	我有很重的胸闷的感觉	
4. 当我在爬坡或爬一层楼梯时，我并不感觉喘不过气来。	0 1 2 3 4 5	当我在爬坡或爬一层楼梯时，我感觉非常喘不过气来。	
5. 我在家里的任何活动都不受慢阻肺的影响。	0 1 2 3 4 5	我在家里的任何活动都很受慢阻肺的影响。	
6. 尽管我有肺病，我还是有信心外出。	0 1 2 3 4 5	因为我有肺病，对于外出我完全没有信心。	
7. 我睡得好	0 1 2 3 4 5	因为我有肺病，我睡得不好	
8. 我精力旺盛	0 1 2 3 4 5	我一点精力都没有。	
	总分		

图 14-3

CAT 分值范围是 0～40。

评定：0～10 分者为“轻微影响”，11～20 分者为“中等影响”，21～30 分者为“严重影响”，31～40 分者为“非常严重影响”。

六、精神心理评价

慢性阻塞性肺疾病患者由于呼吸困难和对窒息的恐惧，经常处于焦虑、紧张的状态。此外患者由于慢性缺氧，可以引起器质性的脑损害，表现出认知和情绪障碍等，因此需要从 4 个方面评价患者的精神心理状态。

（1）情绪方面：包括抑郁、焦虑、愤怒、内疚、困窘，避免表达强烈的情绪。

（2）认知方面：包括轻度缺失、精神运动性速率损伤、解决问题的能力弱,注意力受损。

（3）社会方面:社会活动减少、家庭角色改变、独立性降低。

（4）行为方面:包括 ADL 受损、吸烟、营养失调、运动容量降低、不服从医疗。

七、日常生活能力评定

见表 14-1。

表 14-1 慢性阻塞性肺疾病患者日常生活能力评定

分级	表现
0	虽存在不同程度的肺气肿,但活动如常人,对日常生活无影响,活动无气短
1	一般劳动时出现气短
2	平地步行无气短,速度较快或登楼上坡时,同行的同龄健康人不觉气短而自己有气短
3	慢走不及百步即有气短
4	讲话或穿衣等轻微动作时即有气短
5	安静时出现气短,无法平卧

此外,康复评定还包括健康相关生活质量评价、上下肢肌肉力量评估、并发症评估等。

第三节 肺功能康复治疗

一、定义

采用多层次、多方式、连续的综合措施,针对呼吸系统疾病的病理、病理生理、精神病理及功能障碍进行训练与再训练,稳定或逆转肺部疾病引起的病理生理和精神病理学的变化,以期望在肺障碍程度和其生活地位允许的条件下恢复至最佳功能状态,提高运动能力、日常生活能力和社会交往能力,预防或延缓呼吸功能障碍的发展,提高患者生活质量,延长生命。

二、作用机制

（1）提高机体能量储备，改善或维持体力，增强运动耐力。

（2）纠正病理性呼吸模式，增加最大肺通气量和潮气量，改善肺通气功能。

（3）改善和促进痰液排出。

（4）提高机体免疫力，改善全身状况。

（5）改善心理状况，缓解焦虑、抑郁、紧张、暴躁等心理障碍。

三、肺康复的适应证和禁忌证

（1）适应证：病情稳定的慢性阻塞性肺疾病患者，只要患者存在呼吸困难、运动耐力减退、活动受限就是肺康复的指征。

（2）禁忌证：合并严重肺动脉高压；不稳定心绞痛及近期心肌梗死；认知功能障碍；充血性心力衰竭；明显肺功能异常；癌转移；近期脊柱损伤、肋骨骨折、咯血等。

第四节　老年慢性阻塞性肺疾病患者的康复治疗

一、呼吸训练

指导患者掌握正确的呼吸技术，呼吸训练必须在开始运动训练之前进行，其要点是建立膈肌呼吸，减少呼吸频率，协调呼吸即在呼气动作完成后吸气，调整吸气和呼气的时间比例。

1. 建立呼吸模式

（1）放松：用辅助呼吸肌群减少呼吸肌的耗氧量，缓解呼吸困难。具体方法为：①前倾依靠位——患者坐于桌前或者床前、两臂置于棉被或枕下，以固定肩带并放松肩带肌群，头靠于枕上放松颈肌。前倾位还可降低腹肌张力，使腹肌在吸气时容易隆起，增加腹压，有助于腹式呼吸模式的建立。②椅后依靠位——患者坐在有扶手的座椅上，头稍后仰靠于椅背，完全放松5~15分钟。③前倾站位——自由站立，两手指互握置于身后并稍向下拉以固定肩胛带，同时身体稍前倾以放松腹肌。也可前倾站立，双手支撑于前面的低桌上以固定肩胛带。这种体位不仅起到放松肩部和腹部肌群的作用,而且是腹式呼吸的有利体位。

(2)缩唇呼气法:此方法可增加呼气时的阻力,这种阻力可向内传至支气管,使支气管内保持一定的压力,防止支气管及小支气管被增高的肺内压过早压瘪,促进肺泡内气体排出,减少肺内残气量,从而可以吸入更多的新鲜空气,缓解缺氧症状。具体方法为:患者取舒适位,经鼻腔吸气,呼气时将嘴巴缩紧,如吹口哨样,在 4~6 秒内将气体缓慢呼出。见图 14-4。

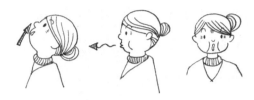

图 14-4

(3)暗示呼吸法:通过触觉诱导腹式呼吸,常用的方法有:①双手置上腹部法——患者仰卧位或座位,双手置于上腹部。吸气时腹部微微隆起,双手加压做对抗练习;呼气时腹部塌陷,双手随之下沉,在呼气末梢加用力加压,以增加腹内压,使膈肌进一步抬高。如此反复练习,可以增加膈肌活动度。②下胸季肋部布条束胸法——患者取座位,用一宽布带交叉束于下胸季肋部,两手抓紧布带两头。呼气时收紧布带;吸气时对抗加压的布带而扩展下胸部,同时徐徐放松布带,反复进行。③抬臀呼气法——仰卧位,两足置于床上,呼气时抬高臀部,利用腹内脏器的重量将膈肌向胸腔推压,迫使膈肌上抬,吸气时还原,以增加潮气量。

(4)膈肌体外反搏呼吸法:使用低频通电装置或体外膈肌反搏仪。刺激电极位于胸锁乳突肌外侧、锁骨上 2~3cm 处(膈神经部位)。先用低强度刺激一段时间,当确定刺激部位正确时,即可用脉冲波进行刺激治疗。每天 1~2 次,每次 30~60 分钟。

2.排痰训练

(1)体位引流(postural drainage,PD):主要利用重力促进各个肺段内积聚的分泌物的排出,不同的病变部位采用不同的引流体位,目的是使病变部位的肺段向主支气管垂直引流。一般取侧卧、仰卧或俯卧位时的头低臀高位以及半卧位,体位可借助放置枕头、抬高床脚或特制治疗床来摆放。通常配合手法排痰和促进咳嗽反射。

体位引流的适应证与禁忌证:体位引流适用于痰量每天多于30毫升或痰量中等但用其他方法不能排出痰液者。心肌梗死、心功能不全、肺水肿、肺栓塞、胸膜渗出、急性胸部外伤、出血性疾病均禁忌进行体位引流。

体位引流注意事项:①引流应在饭前一小时,饭后两小时进行,否则易致呕吐。②由于头低臀高位并不舒适,有些患者不耐受,会出现心慌、气促等症状,此时应立即恢复平卧或座位,情况严重时加用氧气。③引流的体位不宜刻板执行,必须采用患者所能接受而易于排痰的体位。④引流频率视痰量而定,痰量少者,每天上、下午各引流1次,痰量多者宜每天引流3~4次。⑤每次引流一个部位,时间5~10分钟,如有数个部位,则总时间不超过30~45分钟,以免疲劳。

（2）手法排痰

通过手法促使患者气道内的分泌物移动,有助于黏稠的痰液脱离支气管壁,便于排出。具体方法包括叩击法、震颤法和挤压法。叩击法是治疗者手指并拢,掌指关节屈曲,约呈120°,运用腕部力量从胸背下部向上方双手轮流叩击拍打30~45秒,频率为100~480次/分钟,患者可自由呼吸。震颤法是治疗者将手置于胸壁,此时嘱患者深呼吸,在深呼气时震颤频率挤压患者胸部,连续做3~5次。挤压法是治疗者在呼气时挤压患者胸部,促进排痰。在体位引流过程中进行叩击与震颤等方法,可加强排痰效果。

（3）咳嗽训练

咳嗽是呼吸系统的防御功能之一,慢性阻塞性肺疾病患者痰液较黏稠,加之咳嗽机制受损、最大呼气流速下降、纤毛活动受损,因此更应教会患者正确的咳嗽方法,以促进痰液排出,减少感染的机会。①先进行深吸气,以达到必要的吸气容量。②吸气后要短暂闭气,以使气在肺内得到最大分布,同时气管到肺泡的驱动压尽可能保持持久。③但气体分布达到最大范围后闭气,以进一步增强气道中的压力。④通过增加腹内压来增加肺内压,使呼气时产生高速气流。⑤当肺泡内压力明显增高时,突然将声门打开,即可形成由肺内冲出的高速气流,促使痰液移动,随咳嗽排出体外。

（4）物理因子治疗

如超短波治疗,超声雾化治疗等有助于消炎、抗痉挛,有利于排痰及保护黏液痰和纤毛的功能。用超短波治疗时将电极前后对置于病变肺区,应用无热量或微热量,每天1次,15~20次一个疗程。超声雾化治疗每次20~30分钟,每天1次,7~10次一个疗程。

二、运动训练

1. 下肢肌肉训练

下肢训练可明显增加慢性阻塞性肺疾病患者的活动耐量,减轻呼吸困难症状,改善精神状态。通常采用有氧训练方法如快走、划船、登山、骑车等。有条件的患者可先进行功率车运动试验,确定适宜的运动强度。运动后不宜出现明显的气短、气促或剧烈咳嗽。

2. 上肢肌肉训练

慢性阻塞性肺疾病患者的上肢训练包括上肢功率车训练及提重物训练,以运动时出现轻度气急、气促为宜。提重物训练:患者手持重物,开始0.5千克,以后渐增至2~3千克,微高于肩膀的各个方向活动,每活动1~2分钟,休息2~3分钟,每天2次,监测以出现轻微的呼吸急促及上肢疲劳为度。

3. 呼吸肌训练

呼吸肌易疲劳是患者通气受限和呼吸衰竭的原因之一,而呼吸肌训练可以改善呼吸肌耐力,缓解呼吸困难。呼吸肌训练的方法如下(见图14-5):

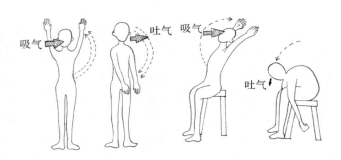

图 14-5

(1)吸气训练:采用口径可以调节的呼气管,在患者可接受的前提下,将吸气阻力增大,吸气阻力每周逐步递增$-4 \sim -2 cmH_2O$。初始练习时间为每次3~5分钟,每天3~5次,以后加至每次20~30分钟,以增加吸气肌耐力。

（2）腹肌训练：腹肌是最主要的呼气肌。慢性阻塞性肺疾病患者常有腹肌无力，使腹腔失去有效的压力，从而减少了对膈肌的支托能力和外展下胸廓的能力。训练时患者取仰卧位，腹部放置沙袋作挺腹练习（腹部吸气时隆起，呼气时下陷），开始为 1.5～2.5kg，以后可以逐步增加至 5～10kg，每次腹肌练习 5 分钟。也可在仰卧位做双下肢屈髋屈膝、两膝尽量贴近胸壁的练习，以增强腹肌。

（3）吹瓶法：用两个有刻度的玻璃瓶，瓶的容积为 2000 毫升，各装入1000 毫升的水。将两个瓶用胶管或玻璃管连接，在其中一个瓶插入吹气用的玻璃管或胶管，另一个瓶插入一根排气管。训练时用吹气管吹起，使另一个瓶的液面升高 30 毫米左右，休息片刻后反复进行。以液面升高的程度作为呼气阻力的标志。可以逐渐增加训练时的呼气阻力，直到达到满意的程度为止。

（4）吹蜡烛法：将点燃的蜡烛放在口前 10 厘米处，吸气后用力吹蜡烛，使蜡烛火焰飘动。每次训练 3～5 分钟，休息数分钟，再反复进行。每 1～2天将蜡烛与口的距离加大，直到距离增加到 80～90 厘米。

（5）呼吸操：可分为卧、立、坐 3 种姿势进行。

①卧式呼吸操：仰卧于床，双手握拳，肘关节屈伸，屈肘时吸气，伸肘时呼气（屈吸伸呼），持续做 4～8 次；平静深呼吸 4～8 次，两臂交替平伸 4～8次，伸举时吸气，复原时呼气；双腿屈膝，双臂上举外展并深吸气，复原时呼气，4～8 次。

②坐式呼吸操：坐于椅上或床边，双手握拳，肘关节屈伸 4～8 次，屈吸伸呼，平静深呼吸 4～8 次；展臂吸气，抱胸呼气 4～8 次；双膝交替屈伸 4～8 次，伸吸屈呼；双手抱单膝时吸气，压胸时呼气，左右交替 4～8 次；双手分别搭同侧肩，上身左右旋转 4～8 次，旋吸复呼。

③立式呼吸操：站立位，两脚分开与肩同宽，双手叉腰呼吸 4～8 次；一手搭同肩，一手平手叉腰，交替单腿抬高 4～8 次，抬吸复呼；缩唇腹式呼吸4～8 次；双手搭肩，旋转上身 4～8 次，旋呼复吸；展臂吸气，抱胸呼气 4～8次，展吸复呼；隆腹深吸气，弯腰缩腹呼气 4～8 次。

4. 中国传统康复方法

中国传统的太极拳等对慢性阻塞性肺疾病有较好的治疗作用，穴位按摩、针灸、拔火罐也有一定的作用。中国传统方法强调身心调整训练，基本锻炼方法和要领有其共同之处，例如调身——调整状态，放松自然；调息——调整呼吸，柔和匀畅，以膈肌呼吸为主；调心——调整神经、精神状态以诱导入静。

三、日常生活指导

1. 能量节省技术

在训练时要求患者费力，以提高身体功能的储备力。但是在实际生活和工作活动中，要尽量节省体力，避免不必要的耗氧，完成更多的活动。

2. 营养

营养状态是慢性阻塞性肺疾病患者症状、残疾及预后的重要决定因素。通常患者绝大多数存在营养不良，往往出现体重下降、肌肉萎缩等情况，并直接影响呼吸肌。改善营养状态可增强呼吸肌力量，最大限度地改善患者整体健康状态。另一方面，由于缺乏体力活动和进食过度，部分患者也有可能出现肥胖症状。肥胖会增加呼吸系统做功，尤其是那些需要承载身体重量的活动，如爬坡、上下楼梯、走路等。

3. 心理行为矫正

长期的慢性过程常常使慢性阻塞性肺疾病患者焦虑、沮丧，不能正确对待疾病，因此，心理及行为干预是非常必要的。热情关心，同情、帮助患者，通过耐心细致的说服和解释，使患者消除不必要的疑虑。鼓励患者参与力所能及的社会交往和活动。

四、健康教育

1. 氧气的使用

长期低流量吸氧（$<5L/min$）可提高患者的生活质量，使慢性阻塞性肺疾病患者的生存率提高2倍。供氧可以持续给氧，也可间歇给氧。大多数学者主张以夜间供氧为主，不但患者易于接受，且可以解决夜间低氧血症，减低患者夜间的猝死率。在氧气使用过程中主要应防止火灾及爆炸，在吸氧过程中应禁止吸烟。

2. 感冒预防

慢性阻塞性肺疾病患者易患感冒，继发细菌感染后可加重支气管炎症。可采用防感冒按摩、冷水洗脸、食醋熏蒸等方法增强体质，预防感冒。

3. 戒烟

各种年龄及各期的慢性阻塞性肺疾病患者均应戒烟。戒烟有助于减少呼吸道的黏液分泌，降低感染的危险性，减轻支气管壁的炎症，使支气管扩张剂发挥更大的作用。

图书在版编目（CIP）数据

老年病的现代康复 / 徐守宇，林坚，孙里杨主编.
—杭州：浙江大学出版社，2017.12（2020.3 重印）
ISBN 978-7-308-17648-4

Ⅰ. ①老… Ⅱ. ①徐… ②林… ③孙… Ⅲ. ①老年病
—康复 Ⅳ. ①R592.09

中国版本图书馆 CIP 数据核字（2017）第 283335 号

老年病的现代康复

主编 徐守宇 林 坚 孙里杨
主审 黑泽尚

责任编辑 傅百荣
责任校对 梁 兵
封面设计 黄怡宁
出版发行 浙江大学出版社
（杭州市天目山路 148 号 邮政编码 310007）
（网址：http://www.zjupress.com）
排 版 杭州好友排版工作室
印 刷 虎彩印艺股份有限公司
开 本 710mm×1000mm 1/16
印 张 12.5
字 数 229 千
版 印 次 2017 年 12 月第 1 版 2020 年 3 月第 3 次印刷
书 号 ISBN 978-7-308-17648-4
定 价 48.00 元
